ZUR PRAXIS DER BEGUTACHTUNG

VORTRAG
GEHALTEN IM ÄRZTLICHEN FORTBILDUNGSKURSUS
IN TÜBINGEN IM HERBST 1930

VON

PROFESSOR Dr. M. KIRSCHNER
TÜBINGEN

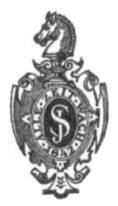

Springer-Verlag Berlin Heidelberg GmbH
1931

ALLE RECHTE, INSBESONDERE DAS DER ÜBERSETZUNG
IN FREMDE SPRACHEN, VORBEHALTEN.
COPYRIGHT 1931 BY SPRINGER-VERLAG BERLIN HEIDELBERG
Ursprünglich erschienen bei Julius Springer in Berlin 1931.

ISBN 978-3-662-31282-7 ISBN 978-3-662-31486-9 (eBook)
DOI 10.1007/978-3-662-31486-9

Vorwort.

Die medizinische Fakultät der Universität Tübingen hat in Anbetracht der gesteigerten Bedeutung der *Unfallheilkunde* ihrem im Jahre 1930 wie alljährlich im Herbste abgehaltenen *ärztlichen Fortbildungskursus* im Einverständnis mit der zuständigen Ärztevertretung diesen Gegenstand zugrunde gelegt. Der Inhalt der von mir bei dieser Gelegenheit gehaltenen zweistündigen Vorlesung über die *Praxis der Begutachtung* war ursprünglich nicht zur Veröffentlichung bestimmt. Nachdem jedoch mein Vortrag auf Wunsch zahlreicher Hörer zunächst im Medizinischen Korrespondenzblatt für Württemberg veröffentlicht war, wurde ich von mehreren ärztlichen und Verwaltungsstellen zur Bekanntgabe für einen größeren Kreis in Buchform aufgefordert. Ich habe mich hierzu um so leichter entschlossen, als bei der heutigen Durchtränkung der Tätigkeit des praktischen und des Krankenhausarztes mit dem Versicherungswesen und bei der ständig wachsenden Gutachtertätigkeit neben den großen Werken über diesen Gegenstand das Bedürfnis nach einer *gedrängten Darstellung* des einschlägigen Materials bei Ärzten und Studierenden vorzuliegen scheint.

Tübingen, im Juli 1931. M. KIRSCHNER.

Inhaltsverzeichnis.

	Seite
A. Allgemeine Betrachtungen über die Sozialversicherung	5
B. Das ärztliche Gutachten	14
C. Die Rechtsgrundlagen	18
1. Die Krankenversicherung	19
2. Die Unfallversicherung	21
3. Das Reichsversorgungswesen (Militärversicherung)	41
4. u. 5. Die Invalidenversicherung und die Angestelltenversicherung	42
6. Die private Unfallversicherung	43
7. Die zivilrechtliche Haftung	53

A. Allgemeine Betrachtungen über die Sozialversicherung.

Wir Ärzte, die wir täglich mit Kranken und Verletzten zusammenkommen und ihre Behandlung und ihre Versorgung leiten und entscheidend beeinflussen, haben reichlich Gelegenheit, den im Dienste der Kranken arbeitenden *sozialen Fürsorgeapparat* zu beobachten und zu beurteilen. Wir sehen das *segensreiche Wirken* dieser Einrichtungen und können oft mit Staunen und Bewunderung feststellen, daß für die Behandlung und Versorgung der Kranken vielfach große Aufwendungen fast ohne Rücksicht auf die hierdurch entstehenden Kosten gemacht werden. Als mitempfindende Menschen, die die Kranken und die Verletzten aus nächster Nähe beobachten und an ihrer Wiederherstellung und Gesundung tätig mitarbeiten, können wir für diese sozialen Einrichtungen, mit denen Deutschland in der ganzen Welt an der Spitze marschiert, nicht dankbar genug sein.

Aber gerade weil wir so unmittelbar an dem Ufer dieses gewaltigen sozialen Stromes stehen und sehen, wie dauernd und reichlich aus ihm geschöpft wird, haben wir mehr als andere die Möglichkeit, hinter die Kulissen zu sehen und zu erkennen, daß dieser vielgestaltige Versicherungsapparat auch seine Schattenseiten hat. Gerade jetzt, wo die wirtschaftliche Not vornehmlicher als jemals an die Türen des deutschen Volkes pocht, sind wir verpflichtet, auf die in Wort und Schrift vielfach abgehandelten *Auswüchse unserer sozialen Einrichtungen hinzuweisen*. Derartige Kritiken wurden gerade von ärztlicher Seite in letzter Zeit vielfach abgegeben. Ich brauche nur an die Schriften von LIEK zu erinnern.

Der Hauptmißstand, das Krebsübel unserer sozialen Versicherung ist, daß ihre Bestimmungen auf den Versicherten einen einseitigen *Reiz ausüben, krank, arbeitsunfähig oder erwerbsbeschränkt zu sein.*

Die tägliche Beobachtung lehrt, daß derjenige, der es versteht, ein Leiden auf einen Unfall zurückzuführen, oder einen Unfall in eine möglichst hohe Rente umzumünzen, ohne sonstige Nachteile *wirtschaftlich besser gestellt* ist als derjenige, der sich redlich bemüht, ein Gebrechen nicht von einem Unfall abzuleiten, oder einen etwa erlittenen Unfallschaden nach Möglichkeit zu mindern.

In anderen Fällen ziehen es die Versicherten infolge der dem Menschen nun einmal angeborenen *Trägheit* vor, nicht zu arbeiten und mit Hilfe der Versicherung ein leidliches Auskommen zu haben, anstatt zu arbeiten und hierbei reichlicher zu verdienen. Wenn es aber so weit kommt, daß nicht arbeitende Personen gelegentlich sogar besser gestellt sind als arbeitende, so wird der Sinn einer Versicherung auf den Kopf gestellt und in das Gegenteil verkehrt. Ein Beispiel: Wenn der 24. Dezember auf einen Sonntag fällt, sind von 9 aufeinanderfolgenden Tagen 5 Feiertage. In diesen 9 Tagen erhält dann der nicht arbeitende Kranke 9 mal ½ Taglohn = 4½ Tagelöhne, der arbeitende Gesunde 4 mal 1 Taglohn = 4 Tagelöhne. Erst durch die Notverordnung vom Juli 1930 sind in dem angeführten Beispiele die Einnahmen der arbeitenden und der nicht arbeitenden Personen wenigstens gleichgestellt worden. Infolgedessen häufen sich in diesen Tagen die Krankmeldungen derartig, daß z. B. im Ruhrkohlengebiet mit den wenigen gesunden Arbeitswilligen kaum die Hochöfen unter Feuer gehalten werden können!

Eine Rente ist in jedem Falle eine sichere, von Konjunkturschwankungen unabhängige *wirtschaftliche Unterstützung*, die den Bezieher nicht hindert, daneben vollen Arbeitslohn zu erhalten. Die gegenwärtig schwierigen Verhältnisse auf dem Arbeitsmarkt in Deutschland leisten derartigen Begehrlichkeiten erheblichen Vorschub. Die Versicherten glauben auch, dadurch, daß sie zu den Kosten einzelner Versicherungen dauernd beisteuern, nach einer gewissen Zeit geradezu *ein Recht darauf zu haben*, nun auch etwas für ihr Geld zu erhalten, und nur wenige Arbeiter haben die Einsicht, daß das Wesen einer Versicherung darin besteht, alle regelmäßig zahlen zu lassen, damit ein einzelner ausnahmsweise etwas erhält. Man kann sich lebhaft in die Empfindungen des einfachen Mannes hineinversetzen: Nun habe ich so lange gezahlt, nun will ich von meiner Versicherung auch endlich einmal etwas haben!

Der Umstand, daß Anträge auf Entschädigung und auf Erhöhung der Rente nahezu unbegrenzt und für den Versicherten kostenlos eingebracht werden können und verfolgt werden müssen, daß bei Ablehnungen oder bei sonstigen Entscheidungen die höheren Instanzen *kostenlos und ohne Gefahr* angerufen werden können, reizt die Begehrlichkeit, das Querulantentum und die Simulation: Man kann es ja auf alle Fälle probieren, noch etwas mehr rauszuschlagen, der Versuch kostet nichts.

Auf diesem Boden wird künstlich gezüchtet *der verhängnisvolle Wille zum Kranksein*, und die sozialen Einrichtungen wirken sich vielfach zwangsläufig zu einer Prämie für Kranksein, Faulheit, Übertreibung und Betrug aus, wobei dem einzelnen, der gleichsam das *unschuldige* Opfer dieser Zwangseinrichtungen ist, nicht einmal ein besonderer Vorwurf gemacht werden kann. Da infolge gesetzlichen Zwanges heute die Mehrzahl der Bevölkerung in die soziale Versicherung einbezogen ist, gelangt ein immer größerer Teil der Arbeiter in ein Hörigkeitsverhältnis zu diesen Einrichtungen. Man hat das heutige Deutschland geradezu mit einem großen *Lazarett*, mit einem großen *Krüppelheim* verglichen, wo jeder einzelne den Versuch macht, aus dem großen, durch immer erhöhte Versicherungsbeiträge aufgefüllten Rententopf so viel wie möglich zu erhalten. Jeder 7. Deutsche soll heute ein Sozialrentner sein!

Es ist zweifellos eine der brennendsten sozialen Fragen, das Versicherungswesen so umzuformen, daß bei dem einzelnen der *Wille zum Gesundsein, der Wille zum Arbeiten wieder zwangsläufig geweckt wird*. Zwar können wir die Masse der Menschen, die durch die Natur nun einmal egozentrisch eingestellt sind, nicht umbilden und aus den Versicherten keine Engel machen. Aber wir können die *Versicherungsbestimmungen in dem Sinne ändern*, daß der Egoismus des einzelnen unmerklich in den Rahmen der Versicherung eingespannt und als Triebfeder für Gesundsein und Arbeiten ausgenutzt wird. Das natürliche Unglück des Krankseins und der Erwerbsbeschränkung darf für den einzelnen nicht in das Gegenteil, in einen Vorteil verkehrt werden, sondern muß zu einem gewissen Teil von ihm mit getragen und als Nachteil empfunden werden. Und umgekehrt muß das Glück, gesund und vollarbeitsfähig zu sein, wieder zu einem beneidenswerten Glück gemacht werden und darf nicht ins Gegenteil umschlagen. Das könnte z. B. dadurch geschehen, daß die sozialen Versicherungen in *Zwangssparkassen* umgewandelt werden, deren nicht verbrauchte Prämien zur Kapitalsbildung verwendet werden, und deren angesammelte, für Versicherungsfälle nicht verausgabte Kapitalien den Versicherten unter bestimmten Voraussetzungen und in bestimmter Höhe wieder zugute kommen. Ein Reservefond müßte hierbei zur Befriedigung der Ansprüche erst kürzlich Versicherter ohne ausreichendes eigenes Kapital dienen. Einen konkreten Vorschlag in dieser Richtung hat kürzlich BÄUMER gemacht. Es ergeben sich in der Praxis jedenfalls viele Möglichkeiten, um in dem

Versicherten *den Wunsch zu erwecken, nicht krank oder möglichst bald wieder arbeitsfähig zu werden.* Wenn erst die Richtigkeit dieses Gedankens anerkannt und seine Durchführung versucht wird, so wird sich auch ein Weg finden.

Bestrebungen in dieser Richtung sind aber nicht nur aus wirtschaftlichen Gründen erforderlich, sondern auch *aus rein ärztlichen Erwägungen* wünschenswert. Gerade wir Ärzte wissen, daß der *Wille zum Gesundsein und zum Arbeiten* einen mächtigen Anreiz zur Überwindung eines Krankheitszustandes bildet, und so dem Kranken letzten Endes selbst zugute kommt. Die tägliche Beobachtung lehrt — auch wir Ärzte als Patienten machen in dieser Richtung keine Ausnahme! —, daß *nichtversicherte* Kranke, deren Einkommen allein von ihrer Hände Arbeit abhängt, schnell wieder gesund und arbeitsfähig werden, während *versicherte* Kranke, bei denen die Arbeitsunfähigkeit nur einen unbedeutenden Ausfall an Einnahmen bedeutet, oder deren Erwerbsbeschränkung durch eine Rente prämiiert wird, lange Zeit zu ihrer Gesundung und zur Wiederaufnahme der Arbeit brauchen. Diese Tatsache kann jeder von uns mit unzähligen Einzelbeispielen belegen, und sie ist durch große Sammelstatistiken eindeutig erwiesen: Die gleiche Verletzung richtet bei einem Nichtversicherten einen wesentlich geringeren wirtschaftlichen Schaden an als bei einem Versicherten, oder sie bleibt bei dem ersten ohne jede Folge, während sie bei dem zweiten zu einer lebenslänglichen Rente führt. LIEK sagt mit richtigem Sarkasmus: Die schlimmste Komplikation einer Verletzung ist die Versicherung! Man gebe Kranken und Verletzten in Deutschland den natürlichen, durch eine kurzsichtige Gesetzgebung gestörten Zustand wieder, daß sie an der Überwindung ihres Krankheitszustandes lebhaft interessiert sind, und eine der brennendsten Fragen der Sozialversicherung ist mit einem Schlage gelöst.

Man könnte denken, es läge einfach *in der Macht von uns Ärzten*, diese Mißstände der Sozialversicherung dadurch zu beseitigen, daß wir die Entscheidung, ob und wie weit jemand krank, arbeitsunfähig oder erwerbsbeschränkt ist, möglichst scharf und unnachsichtig *treffen*. Das ist aber ein Irrtum und eine unerfüllbare und ungesetzliche Zumutung. Es gehört nicht zu den *natürlichen Aufgaben des Arztes*, daß die durch ein schlechtes Versicherungssystem herbeigeführten Kämpfe zwischen Versicherten und Versicherern auf seinem Rücken ausgefochten werden. Es paßt nicht in das selbstverständliche Vertrauensverhältnis zwischen Arzt und Kranken, wenn der Arzt von vornherein verpflichtet wird, in jedem Falle das für den Kranken Ungünstigste anzunehmen und sich zu dem Kranken nicht wie ein Arzt, sondern wie ein Staatsanwalt, ein Untersuchungsrichter oder ein Polizist zu stellen. Zudem sind dem Arzte in dieser Richtung mit Recht die Hände weitgehend durch das Gesetz gebunden. Er ist auch nur sehr unvollkommen in der Lage, die subjektiven Angaben des Verletzten objektiv richtig zu bewerten. Trotz aller komplizierten Untersuchungsverfahren fehlt ihm in vielen Fällen ein objektiver Nachweis und Gradmesser für den behaupteten Schmerz und die angegebenen Störungen. Daher kann die von uns Ärzten in dieser Richtung vielfach verlangte Bekämpfung der ungerechtfertigten Ansprüche der Verletzten nur grob schematisch arbeiten, und es unterliegt keinem Zweifel, daß hierbei viel Unrecht geschieht, auch in der Richtung, daß berechtigte Ansprüche abgelehnt oder zu gering bewertet werden. Gerecht kann nur ein sich automatisch selbst regelndes System arbeiten.

Die *Beiträge*, die für die Arbeiter im Laufe ihres Lebens an die verschiedenen sozialen Versicherungen zwangsweise gezahlt werden, sind außerordentlich hoch. Sie setzen sich zusammen aus den Beträgen 1. an die Krankenkassen,

2. an die Invalidenversicherung und 3. an die Arbeitslosenversicherung und 4. schließlich mittelbar auch an die Unfallversicherung. Zwar bringen die Kranken selbst die für diese Versicherungen erforderlichen Summen nicht auf. Aber die Summen, die die Unternehmer und die öffentliche Hand hierfür ausgeben, sind letzten Endes auch in diesem Sinne zu bewerten. Denn bei dem scharfen Wettbewerb der Unternehmungen untereinander im Inlande, namentlich aber mit den Unternehmungen im Auslande, sind heute die Gewinne der Unternehmer eng begrenzt. Dem Unternehmer verbleibt heute nicht etwa ein übermäßiger Gewinn, von dem er diese Beiträge einfach abziehen könnte. Sondern der Unternehmer, der heute vielfach sogar mit Verlust arbeitet, muß die für die Versicherung seiner Arbeiter entrichteten Beiträge in den Verkaufspreis seiner Erzeugnisse mit einkalkulieren und sie, um konkurrenzfähig zu bleiben, mit dem Lohne der Arbeiter verrechnen.

Die *Summe aller dieser Beiträge*, die ein Arbeiter *im Laufe seines Lebens* leistet oder die für ihn geleistet werden, ist gewaltig. Sie beträgt 15—27% seines Einkommens. Nach den Berechnungen von HARTZ entfallen auf einen Arbeiter mit einem Wochenlohn von 36 M. im Laufe eines Jahres an sozialen Beiträgen etwa 260 M. Das wird vom 21.—60. Lebensjahr mit Zins und Zinzeszins zu einem Kapital von 33 000 M. Für einen Bergarbeiter mit 60 M. Wochenlohn werden 27% seines Lohnes an sozialen Beiträgen aufgebracht, das sind in der Woche 16 M., im Jahre 850 M. Es sammelt sich vom 21. bis 60. Lebensjahr mit Zinsen ein Kapital von über 100 000 M. an! Er könnte vom 50. Lebensjahr behaglich von den Zinsen dieses Kapitals leben und würde seinen Kindern ein Kapital hinterlassen, um das ihn auch sehr wohlhabende bürgerliche Familien beneiden würden. Unsere soziale Gesetzgebung aber nimmt dieses Geld einfach weg und zwingt die Versicherten bis zum 60. Jahr zu arbeiten, sich dann mit einer sehr geringen Rente zu begnügen und ihre Kinder als vermögenslose Proletarier zurückzulassen.

Die aus den sozialen Beiträgen *in Deutschland jährlich zusammenfließenden Summen* werden auf weit über 5 Milliarden geschätzt. Betrachtet man diese Riesensummen und bedenkt man, einen wie geringen Nutzen im Durchschnitt der einzelne Arbeiter praktisch hiervon hat, so sind die Zweifel berechtigt, ob die zwangsmäßig erhobenen Beiträge der Sozialversicherung *sinngemäß, sparsam und wirtschaftlich verwendet* werden.

Es kann unmöglich sparsam, wirtschaftlich und zweckmäßig sein, daß jeder Arbeiter *vier verschiedenen Versicherungen* angehört, die seine Angelegenheiten mit vier getrennten Verwaltungsapparaten bearbeiten. Für die volkswirtschaftlichen Interessen der sozialen Allgemeinheit und für die eigenwirtschaftlichen Interessen des einzelnen Versicherten ist es gleichgültig, ob seine Unfähigkeit, den Unterhalt für das tägliche Leben und die Kosten für die Behandlung seines kranken Körpers aus eigener Kraft zu erwerben, und ob die hierdurch bedingte Notwendigkeit, im Lebensunterhalt oder in der Heilbehandlung unterstützt zu werden, durch eine vorübergehende *Krankheit*, durch eine dauernde *Invalidität*, durch eine *Unfallfolge* oder durch *Arbeitslosigkeit* bedingt sind. Daher könnte es bei zweckmäßiger und sparsamer Verwaltung nur *eine einzige Art* der sozialen Unterstützung für diejenigen Personen geben, die ihren Lebensunterhalt oder ihre Heilbehandlung nicht aus eigener Kraft bestreiten können oder sollen. Heute häufen sich über jede Erkrankung, über jeden Unfall, über jeden Invaliditätsfall und über jede Arbeitslosigkeit in den verschiedenen Verwaltungen, von denen die eine kaum weiß, was die andere tut, ein ungeheurer Wust von Schreiberei, Vernehmungen, Zeugenaussagen, Gutachten,

Beschwerden, Lohnerhebungen, Berufungen, Gerichtsurteilen, Nachuntersuchungen usw., die ein enormes Geld verschlingen und die Behandlung des einzelnen Falles ungemein schwerfällig machen. An vielen Stellen feiert dann noch überdies der Bürokratismus Triumphe. Der Verwaltungsapparat mit seinen vielen Beamten und Angestellten ist allmählich sehr vielgestaltig und kompliziert geworden und verschlingt unverhältnismäßig viel Geld. Die Verwaltungspaläste, in denen die Sachen der Arbeiter bearbeitet werden, sind vielfach recht luxuriös und kostspielig. So kommt es, daß die Beiträge der Arbeiter ihnen selbst nur zu einem ungenügenden Teile unmittelbar zugute kommen, und daß ein unverhältnismäßig großer Teil für Verwaltungszwecke draufgeht.

Gegenüber diesen *öffentlichen* Versicherungen arbeiten die *Privatversicherungen* offenbar wirtschaftlicher und erfolgreicher, obwohl ihnen die Machtmittel der staatlichen Versicherungen fehlen. Sie werden wie alle Privatunternehmungen im Gegensatz zu den Unternehmungen der öffentlichen Hand durch die Rücksicht auf die *kaufmännische Rentabilität* zu größter Sparsamkeit veranlaßt. Daß bei den Privatversicherungen, so wie sie heute sind, vielfach Härten unterlaufen, sei zugegeben, trifft aber nicht den Kern der Sache. Ich glaube, wenn man heute die gesamten sozialen Versicherungen einer großen *privaten* Versicherungsgesellschaft übertragen würde, so würden die Kosten erheblich zurückgehen, ohne daß die Versicherten selbst wesentlich schlechter fahren würden.

Daß eine grundlegende *Reform der sozialen Versicherung* in Deutschland notwendig ist, mit der niemand zufrieden ist, weder Versicherte, noch Versicherer, noch Ärzte, weder die Allgemeinheit, noch der einzelne, weder der Staat noch die Privatwirtschaft, ist ein allgemein empfundenes und vielfach anerkanntes Bedürfnis. Trotzdem wird derjenige, der es wagt, den morschen und doch so geheiligten *Bau der gegenwärtig gültigen Sozialversicherung anzugreifen*, vielfach nicht als ein Reformator, nicht als ein Wohltäter des deutschen Volkes, nicht als ein Helfer der Arbeiter und unserer Wirtschaft angesehen, die sich unter der Last der Auswüchse unzweckmäßiger und überspannter sozialer Einrichtungen gegenüber der ausländischen Konkurrenz kaum noch behaupten kann, sondern er wird als hartherzig, antisozial und als reaktionär verschrien. Gerade wir Ärzte aber haben die Pflicht, derartigen Vorurteilen entgegenzutreten, die Öffentlichkeit und die Versicherten über ihre wahren Interessen aufzuklären und auch in dieser Richtung an der Gesundung des deutschen Volkes mitzuarbeiten.

B. Das ärztliche Gutachten.

Bis ein derartiger reformatorischer Akt im großen durchgeführt ist, muß jeder von uns danach trachten, unter den derzeitigen Verhältnissen in dem kleinen Rahmen seiner täglichen ärztlichen Tätigkeit aus der Sozialversicherung nach Möglichkeit das Beste für alle Teile herauszuholen. Hierzu haben wir bei der Durchtränkung unseres Heilwesens mit sozialen Einrichtungen reichlich Gelegenheit, unter anderem dadurch, daß wir als sachverständige Gehilfen des Richters dauernd *in Rechtsverhältnisse durch ärztliche Urteile* eingreifen müssen, was nur bei genügender Rechtskenntnis befriedigend möglich ist. Wird der Arzt zur Abgabe und zur Begründung eines derartigen Urteils veranlaßt, so erfüllt er dieses Ansuchen durch Abgabe eines *Gutachtens*. Ein solches Gutachten kann *schriftlich*, und das ist meist der Fall, oder es kann *mündlich*, z. B. bei Gerichtsverhandlungen, abgegeben werden.

Durch die Abgabe eines Gutachtens übernimmt der Arzt eine *große Verantwortung,* da sein Urteil für die Entscheidung der zuständigen Stellen und hierdurch für die wirtschaftlichen

Verhältnisse des Verletzten und des Zahlungspflichtigen zumeist von weittragender Bedeutung ist. Ein derartig schwerwiegendes Urteil soll sich auf den gesamten *objektiven Tatbestand* gründen, wozu die Kenntnis auch der aktenmäßigen Vorgänge gehört. Daher empfiehlt es sich, Gutachten *ohne Einsichtnahme in die Akten* möglichst abzulehnen, zum mindesten aber ausdrücklich hervorzuheben, daß das Gutachten ohne Kenntnis der Akten lediglich auf Grund der subjektiven Angaben des Verletzten erstattet wird, und daß die ärztlichen Schlußfolgerungen nur unter der Voraussetzung der Richtigkeit der von dem Verletzten gemachten Angaben gelten. Eine ärztliche Schlußfolgerung, die allein die Angaben des Untersuchten berücksichtigt und auf ihnen aufbaut, ist immer von begrenztem Wert.

Das Gutachten ist eine *Urkunde*, die den Arzt auf ewige Zeit schwarz auf weiß bindet und von zahlreichen Personen eingesehen wird. Jeder Irrtum, jede Oberflächlichkeit der Untersuchung, jede Leichtfertigkeit einer Schlußfolgerung, jede unbegründete Gutmütigkeit werden von zahlreichen Personen gelesen und kritisiert. Wenn die Ärzte sich dessen immer bewußt wären, würden sie ihre Gutachten vielfach sorgfältiger erstatten als es oft geschieht. Ein viel gerügter Fehler der Begutachtung ist, daß der Arzt zumeist nicht erfährt, wie sein Gutachten von Nachgutachtern, von den Parteien und von den Gerichten bewertet wird, und welchen Einfluß es auf den Ausgang des Verfahrens ausübt. Jeder von uns könnte hierdurch viel lernen.

Leider kann der Arzt in seinem Gutachten viele Fragen nicht eindeutig entscheiden. Im *Zweifelsfalle* bewußt die Partei des Verletzten als die des „*wirtschaftlich Schwächeren*" zu ergreifen, kann namentlich unter den heutigen Verhältnissen nicht gebilligt werden. Der „wirtschaftlich Schwächere" ist gegenwärtig überdies zumeist die deutsche Wirtschaft.

Zweifelhafte Entscheidungen sind vielmehr entsprechend der *größeren Wahrscheinlichkeit* objektiv zu treffen, wobei unser Mitgefühl dem Verletzten unberechtigterweise und ohne bewußte Einstellung zumeist eine gewisse Vorgabe gewähren dürfte.

Man soll sich daran gewöhnen, jedes Gutachten nach einem *bestimmten Schema* anzufertigen. Ist diese Schematisierung erst einmal zur Gewohnheit geworden, so vollzieht sich die Begutachtung des einzelnen Falles zumeist schnell, und es wird nur schwer etwas Wichtiges vergessen. Die *Formulare zur Begutachtung* sind in der Hauptsache eine Notwehr der Versicherungsträger gegen die Vergeßlichkeit und Oberflächlichkeit der Ärzte. Der Arzt soll in allen wichtigen, wissenschaftlich bedeutsamen Fällen die *freie* Form der Begutachtung vorziehen, wozu er berechtigt ist, wobei jedoch alle in dem Formular gestellten Fragen zu beantworten sind.

Der Aufbau des Gutachtens. Ein freies Gutachten in einem schwierigen, wissenschaftlich bedeutsamen oder strittigen Falle soll stets aus folgenden *Hauptteilen* bestehen, die schon der Übersichtlichkeit wegen einzeln namentlich kenntlich zu machen sind:

1. Die *Veranlassung zur Abgabe des Gutachtens*, die dem Gutachter vorgelegten Fragen, Ort und Zeit der Untersuchung. Also z. B.: Auf Veranlassung des Oberversicherungsamtes Stuttgart vom 3. Januar 1929 habe ich heute den Arbeiter Ernst Müller in der Chirurgischen Klinik zur Beantwortung folgender Fragen untersucht (wörtliche Anführung!):

2. *Die Vorgeschichte* mit der Angabe, ob sie nach den Akten oder nur nach den Angaben des Verletzten erhoben wird. Bestehen an der Vorgeschichte Zweifel, so muß gesagt werden, was der Arzt als Tatsache für sein Gutachten unterstellt. Zur Vorgeschichte gehört auch der Inhalt der früheren

ärztlichen Gutachten, soweit er von Wichtigkeit ist, vor allem aber der für die letzte Entscheidung maßgebend gewesene ärztliche Befund, um beurteilen zu können, ob eine objektive Verschlechterung oder Besserung der Unfallfolgen eingetreten ist. In Streitverfahren sind auch die früheren ärztlichen Urteile und gerichtlichen Bescheide in den wichtigen Punkten zu erwähnen. Die Wiedergabe der Vorgeschichte darf natürlich nicht übertrieben werden. Es macht begreiflicherweise einen wenig günstigen Eindruck, wenn mehr als $2/3$ des nach der Seitenzahl zu honorierenden, mit großen Zeilenanständen angefertigten Gutachtens aus Vorgeschichte bestehen. Bei einfacher Sachlage kann die Vorgeschichte mit wenigen Worten abgetan oder auf frühere Gutachten verwiesen werden.

3. *Die gegenwärtigen Klagen des Verletzten*, die in seinen schriftlichen Eingaben niedergelegt sind und die er dem Arzte bei der Untersuchung auf Befragen vorträgt, wobei dieser sich sorgfältig hüten muß, etwa Beschwerden in den Kranken hineinzufragen.

4. *Der objektive Untersuchungsbefund*. Zur Untersuchung soll sich der Kranke bei bedeutsamen Gutachten vollständig entkleiden. Ein Wort über den Allgemeinstatus ist notwendig, die Feststellung des Körpergewichtes erwünscht. Auch bei Verletzungen der Glieder sind die inneren Organe wenigstens in großen Zügen zu untersuchen und zu beschreiben. Man soll also mit dem Stethoskop das Herz und die Lungen abhören, man soll einmal auf den Bauch fassen, den Puls fühlen. Es werden die Patellarreflexe und die Pupillarreflexe geprüft. Das kann alles zusammen in wenigen Minuten erledigt sein. Der Urin ist auf Eiweiß und Zucker zu untersuchen. Bei Gliedverletzungen ist vergleichend die Feststellung des Umfanges und der Funktion des anderen Gliedes notwendig.

5. *Die Begründung des ärztlichen Urteils.* Die Bewertung der Erwerbsbeschränkung, vor allem aber jede Änderung der bisherigen Bewertung, ist durch den körperlichen Zustand und die Körperfunktion oder durch Änderungen des körperlichen Zustandes oder durch Gewöhnung im einzelnen zu begründen. Mit anderen abweichenden Gutachten muß sich der neue Begutachter auseinandersetzen. Sind es wichtige, grundsätzliche, wissenschaftliche Fragen berührende Gutachten, so ist auch die Fachliteratur heranzuziehen.

6. *Der Inhalt des ärztlichen Urteils.* Am Ende des Gutachtens sind *wörtlich* die dem Begutachter gestellten Fragen noch einmal einzeln und wörtlich zu beantworten, was man mit dem Satz einleiten kann: „Auf Grund dieser Ausführungen beantworte ich die an mich gerichteten Fragen folgendermaßen: 1, 2, 3..."

C. Die Rechtsgrundlagen.

Bei der Abgabe von ärztlichen Gutachten kommen Rechtsverhältnisse in Betracht, die in den folgenden, teilweise in der *Reichsversicherungsordnung* enthaltenen *Gesetzen* verankert sind (die Titel sind gekürzt):

1. *Krankenversicherungsgesetz,*
2. *Unfallversicherungsgesetz,*
3. *Reichsversorgungsgesetz,*
4. *Invalidenversicherungsgesetz,*
5. *Angestelltenversicherungsgesetz,*
6. *Versicherungsvertragsgesetz,*
7. *Allgemeines Zivilrecht.*

Schon die große Zahl der Gesetze weist darauf hin, daß eine *Vereinfachung* der Rechtsverhältnisse dringend erforderlich ist. Höchst unzweckmäßig ist, daß die Bestimmungen der einzelnen Gesetze auch in wichtigen Punkten vielfach verschieden, manchmal geradezu gegensätzlich sind. Was nach dem einen Gesetz eine 100%ige Entschädigung begründet, bleibt nach dem anderen Gesetz völlig unbewertet.

Die häufigsten ärztlichen Gutachten werden auf dem Gebiete der *Unfallversicherung* erstattet. Die Bestimmungen der Unfallgesetzgebung werden daher im folgenden vornehmlich berücksichtigt und die der anderen Versicherungen weniger ausführlich behandelt werden.

1. Die Krankenversicherung.

Die Bestimmungen der Krankenversicherung sind dem Arzte durch den täglichen Gebrauch zumeist derartig in Fleisch und Blut übergegangen, daß sie an dieser Stelle nur kurz erwähnt zu werden brauchen. Einige Punkte seien ins Gedächtnis zurückgerufen:

Der Begriff der Krankheit. Die Voraussetzung für die Krankenhilfe ist die *Krankheit*. Als Krankheit ist festgelegt derjenige anormale körperliche oder geistige Zustand, dessen Eintritt entweder lediglich die *Notwendigkeit der Heilbehandlung* oder zugleich oder ausschließlich die (völlige) *Arbeitsunfähigkeit* zur Folge hat. Dabei ist es gleichgültig, ob die Krankheit durch eigenes Verschulden entstanden ist, ob sie heilbar oder nicht heilbar ist. Auch die Behandlung beispielsweise eines durch Selbstverstümmelung hervorgerufenen Krankheitszustandes muß also von der Krankenkasse übernommen werden.

Für den Beginn der Krankenhilfe hat der Versicherte einen *Krankenschein* gegen eine Gebühr von 50 Pfennig zu lösen, eine Gebühr, die unter Umständen erhöht, ermäßigt oder erlassen werden kann. Es ist mir nicht bekanntgeworden, daß durch die Bestimmung der Notverordnung eine gesundheitliche Schädigung von Kranken erfolgt wäre.

Das Krankengeld wird in der *Höhe des halben Grundlohnes* für jeden Kalendertag einschließlich der Sonn- und Feiertage gewährt, wenn die Krankheit den Versicherten *arbeitsunfähig macht*, wobei unter Arbeitsunfähigkeit die Unfähigkeit verstanden wird, die bisherige berufliche Tätigkeit auszuüben. Endet die Arbeitsunfähigkeit an einem Sonn- oder Feiertage, so wird für diesen Tag kein Krankengeld gewährt.

Die Arzneikosten. Von den Kosten für *Arznei-, Heil- und Stärkungsmittel* haben die Versicherten bei jeder Einzelverordnung 50 Pfennig, jedoch nicht mehr als die wirklichen Kosten, selbst zu tragen. Infolge dieser Bestimmung haben die Ausgaben hierfür stark abgenommen. Es ist mir nicht bekannt, daß durch diese Bestimmung der Notverordnung eine Schädigung der Versicherten herbeigeführt worden wäre.

Die Dauer der Krankenkassenleistung. Die Leistungspflicht der Krankenkasse erlischt nach 26 Wochen: „Der Kranke ist ausgesteuert." Die Leistungspflicht tritt erst wieder ein, wenn der Kranke seine Arbeit wieder aufgenommen hat. Wir erleben oft genug das eigenartige Schauspiel, daß ein Kranker trotz Fortdauer der Erkrankung nur deshalb vorübergehend wieder arbeitet, um sich später auf Kosten der Krankenkasse weiterbehandeln zu lassen.

Die Vertrauensärzte. Die Kassen sind nach der neuen Notverordnung verpflichtet, die Bescheinigungen des Kassenarztes über die Arbeitsunfähigkeit und seine sonstigen Verordnungen durch einen *Vertrauensarzt*, der hauptamtlich angestellt werden kann, oder durch einen *ärztlichen Prüfungsausschuß* nachprüfen zu lassen.

Die Fachärzte. Behandlung durch einen *Facharzt muß* von der Kasse gewährt werden, wenn das durch die Art der Krankheit erforderlich ist, wenn der Kassenarzt den besonderen

Erfordernissen der Behandlung nicht entspricht oder wenn er sich der Behandlung nicht gewachsen fühlt.

Die Anstaltsbehandlung. Die Krankenkasse *kann* Behandlung in einer *Krankenanstalt* gewähren, ist hierzu aber in keinem Falle *verpflichtet.* Kranke, die einen eigenen Haushalt haben oder Mitglieder einer Familie sind, können *nur mit ihrer Zustimmung* in eine Krankenanstalt eingewiesen werden. *Gegen ihren Willen* können sie nur dann in ein Krankenhaus eingewiesen werden,

a) wenn die häusliche Behandlung nicht genügt,

b) wenn der Kranke wiederholt den Anforderungen der Kasse oder des Arztes zuwiderhandelt,

c) wenn die Krankheit *ansteckend* ist, oder

d) wenn der Zustand dauernde Beobachtung verlangt.

Bei mehreren geeigneten Krankenhäusern, die die Behandlung zu gleichen Bedingungen übernehmen, steht dem Kranken — und als seinem Beauftragten daher mittelbar auch seinem Arzte — das *Auswahlrecht* zu. Der Vorstand der Krankenkasse kann die Behandlung an *bestimmte Krankenanstalten binden,* jedoch öffentliche Krankenanstalten, die die Behandlung unter gleichen Bedingungen gewähren, nur unter wichtigen Gründen und mit Zustimmung des Oberversicherungsamtes ausschließen. Da in Württemberg also beispielsweise die *Universitätskliniken* die Behandlung unter den gleichen Bedingungen wie die anderen Krankenanstalten gewähren, so können die Kranken oder ihre Ärzte die Aufnahme in die Universitätsklinik erzwingen, sofern die Kasse überhaupt der Krankenhausbehandlung zustimmt.

2. Die Unfallversicherung.

Der *Begriff des Unfalles,* der im Gesetz nicht festgelegt ist, wird heute etwa folgendermaßen definiert: Ein Unfall ist ein äußeres, mit der Arbeit mittelbar oder unmittelbar zusammenhängendes, von dem Willen des Verletzten unabhängiges, zeitlich bestimmbares und in einem verhältnismäßig kurzen Zeitraum eingeschlossenes, bei der Arbeit erfolgtes Ereignis, das den Befallenen in seiner körperlichen oder geistigen Gesundheit schädigt.

Die Erweiterung des Unfallbegriffes. Es gehört heute — im Gegensatz zu früher — zum Begriffe des Unfalles nicht mehr, daß die zu der Schädigung führende Gewalteinwirkung das *übliche Maß der Arbeitsleistung überschreitet* oder ein außergewöhnliches Ereignis darstellt. Wenn also beispielsweise ein Kutscher, zu dessen Obliegenheiten es gehört, bei der Bedienung von Kunden vom Wagen zu springen, hierbei eine Sehnenzerrung erleidet, so ist das ein Unfall, obwohl das auslösende Ereignis das übliche Maß der Arbeitsleistung nicht überschritt und nichts Außergewöhnliches war.

Die zeitliche Begrenzung des Unfalls. Der Gesetzgeber verlangt, daß das Unfallereignis in einen verhältnismäßig kurzen Zeitraum zusammengedrängt ist. *Allmählich* entstehende körperliche Schädigungen stellen zunächst keinen Unfall im Sinne des Gesetzes dar. Es sind also beispielsweise Schwielen, die an der Hand eines Arbeiters infolge einer mehrtägigen Bohrarbeit entstehen, kein Unfallereignis. Es sind Bauchbrüche, die infolge des immer wiederkehrenden Hebens schwerer Lasten auftreten, keine Unfallereignisse. Dagegen kann das plötzliche Austreten und die Einklemmung eines Bruches beim einmaligen Anheben einer schweren Last unter den Begriff des Unfalles fallen, da es ein auf einen kurzen Zeitraum zusammengedrängtes Ereignis ist.

Der Grundsatz des „*kurzen Zeitraumes*" wurde in letzter Zeit allerdings durch einzelne Gerichtsurteile durchbrochen, indem auch Ereignisse als Unfall anerkannt wurden, die im Laufe *eines Arbeitstages* eingetreten waren, also nicht durch ein plötzliches und engbegrenztes, sondern durch ein auf mehrere Stunden verteiltes Ereignis. So wurden Blasen an der Hand, die im Laufe *eines* Arbeitstages entstanden, als Unfallfolgen angesehen.

Der Zusammenhang mit der Arbeit. Der Gesetzgeber verlangt weiterhin, daß der Unfall mit der *Arbeit* in Zusammenhang steht. Nicht jeder während der Arbeit stattfindende Unfall ist entschädigungspflichtig. Ein *Bienenstich*, den ein Arbeiter während einer beliebigen Arbeit erleidet, ist also beispielsweise kein entschädigungspflichtiger Unfall; denn der Arbeiter kann überall und bei jeder Beschäftigung von einer Biene gestochen werden. Dagegen wird ein Bienenstich zu einem entschädigungspflichtigen Unfall, wenn der Stich bei der unfallversicherten Tätigkeit eines Imkers, z. B. beim Einfangen eines Bienenschwarmes, erfolgt. Ein *Blitzschlag*, der einen Arbeiter trifft, ist an sich noch kein Unfall im Sinne des Gesetzes. Dagegen ist er ein versicherungsgeschützter Unfall, wenn Erntearbeiter auf freiem Felde, wenn ein Dachdecker, der sich an einem Blitzableiter festhält, getroffen wird. Eine *Zellgewebsentzündung* an der Hand wird nur dann als Unfall anerkannt, wenn der Beweis erbracht ist, daß die Verwundung durch die Arbeit erfolgt ist oder die Krankheitserreger durch die Betriebsarbeit in die Wunde eingeschleppt wurden. Es wird also eine *Handphlegmone*, deren Entstehung bei der Arbeit bemerkt wird, nur dadurch zu einem versicherungspflichtigen Unfallereignis, daß als Ausgangspunkt eine bei der Arbeit erfolgte Verletzung festgestellt ist, oder daß der Kranke bei der Arbeit die Hand mit stark infektiösem Material in Berührung brachte, z. B. bei der Bearbeitung von Tierkadavern. Ein *Schlaganfall*, den ein Arbeiter in der Fortentwicklung einer Arteriosklerose bei der Arbeit erleidet, ist an sich kein Betriebsunfall; denn er wäre auch zu Hause erfolgt. Dagegen können die *Folgen* eines derartigen Schlaganfalles dadurch mittelbar zu einem Betriebsunfall werden, daß der Arbeiter während des Schlaganfalls bei einer versicherten Arbeit auf einem Gerüst steht, herunterfällt und sich ein Bein bricht. Der Beinbruch, aber nur dieser, ist dann als Unfall anzuerkennen.

Der Arbeitsweg. Eine erhebliche Erweiterung erfährt der Begriff des Unfalles dadurch, daß als „Arbeit" auch der *mit der Beschäftigung im Betrieb zusammenhängende Weg* gilt. Durch diese Erweiterung des Unfallbegriffes wird aber eine beträchtliche Rechtsunsicherheit herbeigeführt, indem es vielfach zweifelhaft ist, inwieweit ein Umweg, den ein Arbeiter macht, oder wie weit der Arbeitsweg, nachdem der Arbeiter unterwegs etwa in einem Wirtshaus eingekehrt ist, als betriebsversichert anzusehen ist.

Die Unfallkrankheiten. Seit dem Jahre 1925 hat die Forderung, daß als Unfall nur ein zeitlich bestimmbares, in einem kurzen Zeitraum eingeschlossenes Ereignis anzusehen ist, dadurch eine erhebliche Änderung und planmäßige Erweiterung erfahren, daß auch eine Anzahl von *Berufskrankheiten* als *Unfallkrankheiten* für bestimmte Betriebe grundsätzlich anerkannt werden. Es handelt sich bei diesen Berufskrankheiten, die von dem Gesetzgeber einzeln namentlich aufgeführt werden, vor allem um *chronische Vergiftungen,* so um Blei-, Phosphor-, Quecksilber-, Arsen-, Benzo- Nitro- und Amidoverbindungen, Schwefelkohlenstoffverbindungen, und um bestimmte *chronische Infektionskrankheiten,* und zwar die Wurmkrankheit der Bergleute und die Schneeberger Lungenkrankheit. Für den Chirurgen ist von Wichtigkeit, daß der unter Mitwirkung von Ruß, Paraffin, Teer usw. entstandene *Hautkrebs,* daß die Erkrankungen durch *Röntgenstrahlen* und andere strahlende Energien grundsätzlich als Unfallschädigung anzusehen sind.

Konkurrierende Ursachen. Hat ein Unfallereignis *zusammen mit anderen* mitwirkenden Umständen zu einer Gesundheitsschädigung geführt, so kann es nur dann als Ursache angesehen werden, wenn es zum Eintritt der Schädigung *wesentlich* beigetragen hat. Ereignisse, die nur in *unwesentlichem Maße* zum Eintritt der Schädigung mitgewirkt haben, werden also nicht als Unfall anerkannt. So ist z. B. beim Auftreten eines gewöhnlichen *Unterleibsbruches* die Arbeit in der Regel nur als ein *unwesentliches* auslösendes Ereignis anzusehen, weil nach unserer Kenntnis ein Bruch nicht plötzlich bei einem Gesunden entsteht, sondern sein Auftreten nur der letzte Akt des schon lange vorher bestehenden pathologischen Zustandes der Bruchanlage ist. Die den letzten Rest gebende, hinzutretende Gewalteinwirkung ist im Verhältnis zu dem vorher vorhandenen Zustande unwesentlich. Soll ein Unfallereignis bei einem Bruchleiden als *wesentliche* auslösende Ursache gelten, so gehört hierzu erstens eine äußerst gewaltsame plötzliche Arbeitsleistung und zweitens das plötzliche Auftreten eines schweren Krankheitsbildes mit unerträglichen, sofort Arbeitsunterbrechung bedingenden Schmerzen.

Die Verschlimmerung eines bestehenden Leidens. Die *Verschlimmerung* eines bereits vor dem Unfall bestehenden Leidens geht so lange voll zu Lasten des Unfalls, wie die Einwirkung des Unfalles dauert. Sobald das Leiden wieder den Umfang angenommen hat, den es auch ohne den Unfall in seinem gewöhnlichen Verlaufe haben würde, ist eine Entschädigungspflicht nicht mehr gegeben. Ein Arbeiter hat eine alte, mit Versteifung ausgeheilte Kniegelenktuberkulose, mit der er, wenn auch behindert, arbeitet. Nach einem Hufschlag gegen das Knie entwickelt sich eine ein Jahr dauernde Verschlimmerung, dann ist der alte Zustand wiederhergestellt. Das Knieleiden geht dann ein Jahr voll zu Lasten der Berufsgenossenschaft. Nach einem weiteren Jahr entwickelt sich ohne neuen Unfall eine fortschreitende floride Tuberkulose des Kniegelenks, die zur Amputation des Beines führt. Die hierdurch bedingte Erwerbseinbuße wird durch die Berufsgenossenschaft nicht entschädigt, da die zweite Verschlimmerung des Leidens nach menschlichem Ermessen auch ohne den früheren Unfall in gleicher Weise erfolgt wäre. Der frühere Unfall hat also nicht, zum mindesten nicht wesentlich, zu dem Verlust des Beines beigetragen.

Die latenten Leiden. Wird durch einen Unfall ein *bereits vor dem Unfall vorhandenes Leiden* manifest, so werden die Folgen der hierdurch entstehenden Erwerbsbeschränkung *voll* entschädigt, wenn der Unfall *wesentlich* zur Entstehung des manifesten Krankheitszustandes beigetragen hat. Ein Arbeiter erhält von einer Lore einen Stoß gegen den Bauch, er bricht sofort zusammen. Die sofort vorgenommene Laparatomie ergibt einen geplatzten Leberechinokokkus. Die Folgen dieser Erkrankung werden voll auf den Unfall übernommen. Zwar hätte der Stoß einem gesunden Arbeiter nicht geschadet; aber das Platzen des Echinokokkus wäre ohne den Unfall nicht erfolgt. Der Stoß hat also *wesentlich* dazu beigetragen, daß das latente Leiden des Echinokokkus manifest wurde.

Die Unfallanzeige. Zur *Anzeige eines Unfalles ist* verpflichtet: 1. der *Unternehmer*, 2. die *Krankenkasse*. 3. Auch ohne das Vorliegen einer Unfallanzeige kann der *Verletzte* von sich aus Ansprüche geltend machen. Er ist zur Erhebung dieser Ansprüche bis zu zwei Jahren berechtigt, erst nach zwei Jahren gilt der Unfall als verjährt! Die Verjährung tritt nicht ein, wenn die Folgen des Unfalls sich erst später bemerkbar machen. Machen sich die Folgen erst später als zwei Jahre nach dem stattgehabten Unfall bemerkbar, so hat der Kranke noch drei Monate zur Unfallanzeige Zeit, erst dann gilt der Unfall endgültig als verjährt.

Es erhellt ohne weiteres, welche bedenklichen Folgen derartig weitgesteckte Fristen zeitigen müssen. Die Gefahr, daß ein Unfallverletzter einen Unfall einmal *nicht* meldet, ist heute doch sehr gering. Bei den fast unbegrenzt langen Fristen zur Anmeldung eines Unfalles werden die Kranken aber geradezu künstlich veranlaßt, auch *interkurrente* Erkrankungen von irgendeinem früheren Unfall abzuleiten. Schon das primitive Kausalitätsbedürfnis verlangt, jedes Leiden auf eine äußere Ursache zurückzuführen. Infolgedessen wird heute, wo das ganze Sinnen und Trachten der Kranken auf die Möglichkeit eines ursächlichen Zusammenhanges einer Erkrankung mit einer beruflichen Schädigung geradezu reflektorisch eingestellt ist, eine ungeheure Anzahl von Krankheitszuständen auf einen früheren, tatsächlich erlittenen, an sich aber bedeutungslos verlaufenen, auf einen nachträglichen eingebildeten oder einen bewußt frei erfundenen Unfall bezogen. Stellt ein Kranker dann die Behauptung auf, daß er vor Monaten oder Jahren den und den Unfall gehabt habe, so ist die *nachträgliche* Untersuchung über den Hergang des behaupteten Ereignisses vielfach nahezu unmöglich. Man sollte schärfer als bisher daran festhalten, daß er für das Vorliegen des behaupteten Unfalles beweispflichtig ist. Bei der *privaten* Unfallversicherung, wo der Unfall der Versicherung *sofort* angezeigt und ein Arzt innerhalb von vier Tagen zugezogen werden muß, sind besondere Härten in größerem Umfange durch diese strengen Bestimmungen nicht hervorgetreten. Dagegen haben diese Vorschriften viele ungerechtfertigte Begehrlichkeitsvorstellungen und eine Unsumme von Gutachten, Untersuchungen, Vernehmungen, Schreibereien, Sitzungen, Zeitverlusten und Kosten erspart.

Der Arzt ist zur *Anzeige eines Unfalles* nicht verpflichtet. Lediglich bei der Feststellung einer der oben genannten *Berufskrankheiten* muß er pflichtgemäß Meldung erstatten. Durch Verträge zwischen Ärzteorganisationen und Berufsgenossenschaften haben sich die Ärzte jedoch zumeist auch zur Anzeige von Unfällen vertraglich bereit erklärt.

Die Unfalluntersuchung, die Mitwirkung des Arztes. Die *Untersuchung des Unfalles* wird auf Antrag der Berufsgenossenschaft von der *Polizeibehörde* vorgenommen. Das *Versicherungsamt* kann hierbei mitwirken. Der Arzt ist gegenüber den untersuchenden Organen und gegenüber der Berufsgenossenschaft zur Aussage verpflichtet. Die ärztliche Schweigepflicht gilt in diesen Fällen nicht. Gegen den Arzt können, wenn er seine Aussagen nicht sachgemäß oder nicht rechtzeitig macht, Geldstrafen bis zu 1000 M. verhängt werden, und er kann durch ein Zeugniszwangsverfahren zur Aussage gezwungen werden. Es ist also ratsam, es nicht erst auf eine Kraftprobe ankommen zu lassen. In dem Entschädigungsverfahren *soll* der *zuerst behandelnde Arzt* für den Fall gehört werden, daß auf Grund eines ärztlichen Gutachtens die Entschädigung abgelehnt oder nur eine Teilrente gewährt werden soll, wenn der erste Arzt nicht schon vorher ein Gutachten erstattet hat. Er *muß* gehört werden auf Antrag des Verletzten. Im Streitverfahren *muß jeder* von dem Verletzten namhaft gemachte Arzt gehört werden, wenn der Verletzte die hierdurch entstehenden Kosten übernimmt. Daß es Ärzte gibt, die in dieser Beziehung gewohnheitsmäßig ein sehr weites Herz haben, ist gewiegten Rentenjägern und den Organisationen, die Rentenansprüche auch bei offensichtlicher Grundlosigkeit satzungsgemäß bis zum Äußersten verfolgen, nicht verborgen. Diese Ärzte *müssen*, wenn sie in Vorschlag gebracht werden, nach dem Gesetz gehört werden.

Die Begrenzung der Aussagen des Arztes. Natürlich kann der Arzt nicht gezwungen werden, mehr auszusagen, als er weiß. Und er sollte nur das aussagen, was er tatsächlich festgestellt hat, und woran er sich mit Bestimmtheit erinnern kann. Für das, was ihm entfallen ist, kann er nicht haftbar gemacht werden. Aber der Arzt sollte im Interesse des eigenen Ansehens, des Verletzten, der Versicherungsträger und der Allgemeinheit dafür sorgen, daß ein Versagen seiner Erhebungen und seines Gedächtnisses in wichtigen Punkten nicht vorkommt. Es macht einen schlechten Eindruck, wenn der Arzt über wichtige Dinge keine Auskunft geben kann, oder irrige Aussagen macht, und hierdurch die Rechtsunsicherheit und Rechtsirrtümer begünstigt.

Es ist daher dringend zu empfehlen, daß der Arzt, sobald er einen Kranken in Behandlung bekommt, bei dem ein versicherungspflichtiger Unfall auch nur irgendwie eine Rolle spielen kann, den Kranken eingehend *ausfragt,* wobei ein Hineinfragen von Beschwerden peinlich zu vermeiden ist, *untersucht* und sich über die ersten Aussagen und das Untersuchungsergebnis sorgfältige *Aufzeichnungen* macht. In dieser Richtung ist auch die Anfertigung von *Röntgenplatten* und ihre sorgfältige Aufbewahrung dringend zu empfehlen.

Der Verletzte kann *Abschrift der ärztlichen Gutachten verlangen.* Der Arzt muß also mit ungerechtfertigten Behauptungen, wie Übertreibung, Betrug, Simulation usw., vorsichtig sein. Der Verletzte kann den Arzt wegen unrichtiger, fahrlässiger oder beleidigender Behauptungen wegen Beleidigung oder auf Schadenersatz zivilrechtlich verklagen.

Der Bescheid der Berufsgenossenschaft. Auf Grund der angestellten Ermittlungen erteilt die Berufsgenossenschaft, die wichtigste Trägerin der Unfallversicherung, dem Unfallverletzten einen *Bescheid.* Gegen diesen Bescheid kann er mit einmonatiger Frist Berufung beim Oberversicherungsamt einlegen. Dieses entscheidet endgültig über Streitigkeiten im *Heilverfahren* und über Streitigkeiten hinsichtlich *des Grades der Erwerbsbeschränkung,* ausgenommen bei der Dauerrente. Gegen den sonstigen Inhalt des Bescheides der Berufsgenossenschaft und gegen die Festsetzung der ersten Dauerrente steht dem Versicherten mit einmonatiger Frist Rekurs beim *Reichsversicherungsamt* in Berlin zu.

Die Pflichten des Verletzten. Der Unfallverletzte hat gegen die Trägerin der Unfallversicherung, die *Berufsgenossenschaft*, so gut wie *keine aktiven Pflichten*. Er hat sich nur behandeln zu lassen und darf gegen die ärztlichen Anordnungen nicht gröblich verstoßen. Einer *Operationsverpflichtung* unterliegt er nur in sehr beschränktem Grade. Er braucht sich keiner irgendwie schmerzhaften oder gefährlichen Operation, nicht einmal einer Lumbalpunktion zu unterwerfen. Als „Pflicht" des Verletzten kann man sein Recht bezeichnen, seine Ansprüche aus einem Unfall im Laufe von zwei Jahren in dem Falle zu erstatten, daß die Unfallanzeige von anderer Seite gesetzwidrig unterlassen wird.

Die Pflichten der Berufsgenossenschaft. Die Pflichten der Berufsgenossenschaft *gegen den Unfallverletzten* sind sehr umfangreich. Sie bestehen a) in der Heilbehandlung und Pflege, b) in der Berufsfürsorge und c) in der Entschädigung.

a) *Die Heilbehandlung und die Pflege.* Die Berufsgenossenschaft ist zur Übernahme der Heilbehandlung verpflichtet, und sie ist *berechtigt, die Heilbehandlung bereits am ersten Tage zu übernehmen* und kann hierdurch in die Tätigkeit der Krankenkasse eingreifen oder sie von der Heilbehandlung ausschließen.

Diese neue Bestimmung hat folgenden Grund: Da die Verpflichtungen der Krankenkasse gegen den Verletzten *mit Ablauf der 26. Woche ihr vollständiges Ende* finden, so hat die Krankenkasse kein Interesse daran, dem Kranken eine besonders kostspielige Behandlung zuteil werden zu lassen, die sich über die 26. Woche auswirkt. Dagegen hat die Berufsgenossenschaft, deren Versorgung der Kranke so lange anheimfällt, als er einen Schaden behält, das größte Interesse daran, bereits von der ersten Stunde ab die Behandlung ohne Rücksicht auf die augenblicklichen Kosten derartig gründlich durchzuführen, daß die erwerbsbeschränkenden Folgen des Unfalles möglichst bald wieder beseitigt oder gemindert werden. Die Heilbehandlung der Berufsgenossenschaft arbeitet daher zumeist viel großzügiger und zielsicherer als die Heilbehandlung der Krankenkasse. Dieses Nebeneinanderarbeiten von Krankenkasse und Berufsgenossenschaft, das oft genug zu einem Gegeneinanderarbeiten mit bürokratischen Spitzfindigkeiten und Schikanen wird, zeigt so recht die Verworrenheit und die ungesunde Überlastung unserer sozialen Einrichtungen, die alle den gleichen Zweck verfolgen, einen kranken Menschen möglichst bald wieder gesund und arbeitsfähig zu machen.

Das gleiche Recht und oft das gleiche Interesse an der sofortigen Übernahme der Heilbehandlung hat die Berufsgenossenschaft bei ihren *in keiner Krankenkasse befindlichen Mitgliedern*, das sind versicherte Betriebsunternehmer, ihre Verwandten und Lotsen. Bei diesen keiner Krankenkasse angehörenden Verletzten *muß* die Berufsgenossenschaft die Krankenbehandlung bereits vom Unfalltage ab übernehmen, wenn sie in ihren Satzungen den Beginn der Krankenbehandlung nicht bis zum Beginn der 13. Woche ausdrücklich hinausschiebt. Aber trotz derartiger einschränkender Satzungen muß sie die Krankenbehandlung *sofort* übernehmen, wenn der Verletzte voraussichtlich über ein Jahr mindestens 50% erwerbsbeschränkt sein wird. Ob diese Annahme zutrifft, hat die Berufsgenossenschaft innerhalb der ersten drei Monate festzustellen.

Ein nicht-krankenkassenversicherter Verletzter mit einer *Maleolarfraktur* hat also die Kosten für die ersten 13 Wochen der Behandlung selbst zu tragen, falls die Berufsgenossenschaft derartig ausschließende Bestimmungen in ihren Satzungen hat und sie die Leistung nicht freiwillig übernimmt, da nicht anzunehmen ist, daß er ein Jahr nach der Verletzung noch 50% und mehr erwerbsbeschränkt sein wird.

Führt dagegen eine Verletzung bei einem keiner Krankenkasse angehörenden Versicherten alsbald zum Verlust eines Beines, so muß die Berufsgenossenschaft *sofort* einspringen, da der Kranke nach einem Jahre noch über 50% erwerbsbeschränkt sein wird.

Verpflichtet ist die Berufsgenossenschaft in allen Fällen zur Übernahme der Heilbehandlung *vom Beginne der 27.Woche* nach dem Unfall, d. h. also von dem Tage, wo die Krankenkasse für den Verletzten nicht mehr zu sorgen hat.

Wird die Arbeitsfähigkeit *innerhalb von acht Wochen* wiederhergestellt, so gehen die Aufwendungen für das Heilverfahren zu Lasten der Kasse, wird sie erst später wiederhergestellt, so hat die Berufsgenossenschaft der Kasse Ersatz zu leisten. In solchen Fällen muß der Arzt mit der Angabe des Stichtages, an dem der Kranke wieder als arbeitsfähig anzusehen ist, sehr sorgfältig sein.

Die Krankenhausbehandlung. Die Berufsgenossenschaft hat — wie die Krankenkasse — das Recht, den Kranken auch *gegen seinen Willen* in einem *Krankenhause* unterzubringen, wenn der Kranke gegen die ärztlichen Anordnungen außerhalb einer Anstalt verstößt, oder wenn die häusliche Pflege zur Wiederherstellung der Gesundheit nicht genügt. Solange der Kranke zu Hause ist, ist jedem von den Berufsgenossenschaften beauftragten *Arzte (Durchgangsarzt) jederzeit der Zutritt* und die Untersuchung des Verletzten zu gestatten, und zwar auch dann, wenn der Kranke sich in anderweitiger ärztlicher Behandlung, z. B. in der seines Kassenarztes, befindet.

Während dem Kranken aber in seinem Verhältnis zur *Krankenkasse* die Wahl unter mehreren gleichwertigen Krankenhäusern freisteht, hat die *Berufsgenossenschaft* das Recht, die Krankenanstalt nach eigenem Ermessen zu bestimmen. Die Berufsgenossenschaften machen von diesem Rechte weitgehend Gebrauch. Vielfach machen sie eine Anzahl von Krankenanstalten besonders namhaft, die sie als *bevorzugsberechtigt* für die Unterbringung ihrer Schwerverletzten bezeichnen, ja sie bauen heute gelegentlich *eigene Krankenanstalten* und Ambulatorien, in denen sie die Kranken *ausschließlich* unterbringen. Es ist wiederholt vorgekommen, daß vor einer nicht bevorzugsberechtigten Krankenanstalt im Auftrage der Berufsgenossenschaft ein Krankenauto vorfuhr, den Verunglückten kurzerhand aufpackte und ihn in das von ihr gewünschte Krankenhaus brachte. Das Recht ist hier auf seiten der Berufsgenossenschaft. Daß bei der Bestimmung und bei der Ablehnung von Krankenanstalten als derartig bevorzugsberechtigte Krankenanstalten sind gelegentlich recht unliebsame Mißgriffe vorgekommen. In letzter Zeit haben die Berufsgenossenschaften erfreulicherweise erkannt, daß eine gute Ausbildung der Ärzte in der Unfallheilkunde in ihrem eigenen Interesse liegt, wozu die Versorgung der Universitätskliniken mit Unfallmaterial eine unerläßliche Voraussetzung ist.

Unfallschäden mit grundsätzlicher Krankenhausbehandlung.
Die Berufsgenossenschaften, die hinsichtlich der erwerbsbeschränkenden Folgen der verschiedenen Unfälle allmählich eine große Erfahrung gesammelt und uns Ärzten durch ihre *Statistiken* in dieser Richtung vielfach erst die Augen geöffnet haben, haben eine Anzahl von Unfallschäden namentlich bezeichnet, bei denen die häusliche Pflege nach ihrer Auffassung *niemals* genügt, und bei denen die Kranken *grundsätzlich und unverzüglich in eine* — möglichst bevorzugte — *Krankenanstalt überzuführen* sind. Die Kenntnis dieser Verletzungen ist für den Arzt wichtig, damit er sich derartige Kranke nicht zwangsweise entziehen läßt, sondern sie lieber vorher freiwillig einer Krankenanstalt zuweist. Die Überführung derartiger Verletzter in die Krankenanstalt soll sofort

erfolgen, damit möglichst schon die *erste größere Untersuchung* und der *erste größere Eingriff* in dieser Anstalt ausgeführt werden. Die Berufsgenossenschaften sind bereit, den erforderlichen Transport zu bezahlen, z. B. das Krankenauto und, falls es notwendig erscheint, auch einen begleitenden Arzt. Nur auf völlig *transportunfähige* Kranke wird verzichtet. Unbequemlichkeiten, Schmerzen, familiäre Rücksichten schließen den Transport nicht aus. Derartige, *stets* sofortige Krankenhausbehandlung erfordernde Unfallfolgen sind:

1. alle *Ober*schenkelbrüche,
2. alle *offenen* Brüche,
3. die *geschlossenen* Brüche großer Röhrenknochen, wenn sie erschwert sind

   a) durch starke Verschiebung, Verdrehung, Splitterung,

   b) durch Mitverletzung großer Gelenke,

   c) durch Sitz der Verletzung in der Nähe großer Gelenke.

   Ausgenommen: der einfache typische Radiusbruch, die Brüche des Schlüsselbeins, des Schaftes des Wadenbeins und des inneren — nicht des äußeren! — Knöchels,

4. alle Wirbelsäulen- und Beckenbrüche,
5. alle Ausrenkungen großer Gelenke,
6. alle nicht sofort wieder eingerenkten Ausrenkungen kleiner Gelenke,
7. alle schweren Gelenkquetschungen mit Ausnahme der Quetschung von Finger- und Zehengelenken,
8. alle Verletzungen großer Nervenstämme,
9. alle Verletzungen wichtiger Sehnen, besonders an den Fingern,
10. alle schweren eitrigen Entzündungen, besonders an Hand und Fingern,
11. alle ausgedehnten oder tiefgehenden Weichteilverletzungen, besonders auch Verbrennungen.

Solange ein Verletzter eine Rente bezieht, sind die Berufsgenossenschaften jederzeit berechtigt, ein Heilverfahren einzuleiten, wenn es nach ärztlichem Ermessen voraussichtlich eine Steigerung der Erwerbsfähigkeit herbeiführen wird. Der Verletzte kann sich der Durchführung des Heilverfahrens nicht entziehen, aber natürlich jeden operativen Eingriff in dem oben beschriebenen Umfange ablehnen.

b) *Die Berufsfürsorge.* Die Berufsfürsorge, zu der die Berufsgenossenschaften verpflichtet sind, umfaßt die berufliche Ausbildung zur Wiedergewinnung oder Erhöhung der Erwerbsfähigkeit im alten Beruf, nötigenfalls für einen neuen Beruf, und die Hilfe zur Erlangung einer neuen Arbeitsstelle. Es sind das im wesentlichen *verwaltungstechnische* Maßnahmen, und der Arzt hat hiermit wenig zu tun. Er wird gelegentlich um seine Meinung gefragt, ob diese oder jene Arbeit für den Zustand des Verletzten paßt und von ihm geleistet werden kann.

c) *Das Entschädigungsverfahren.* Es sind zu unterscheiden: 1. das Krankengeld, 2. *die vorläufige Rente,* 3. *die Dauerrente,* 4. *die Abfindung der Dauerrente,* 5. *die Hilflosenrente.*

1. *Das Krankengeld.* Der Verletzte kann von der Berufsgenossenschaft anfangs an Stelle einer Rente *Krankengeld* erhalten, und zwar höchstens bis zum Ende der 26. Woche (½ Jahr). Spätestens zu diesem Zeitpunkt, oder bei Klärung der Sachlage schon früher, erhält er bei der Fortdauer von Unfallfolgen die *vorläufige* oder die *Dauerrente.*

2. *Die vorläufige Rente.* Spätestens vom Beginn der 27. Woche (nach ½ Jahr) erhält der Verletzte die *vorläufige Rente,* und zwar höchstens bis zum Ende des zweiten Jahres nach dem Unfall. Spätestens zu diesem Zeitpunkt, oder bei Klärung der Sachlage schon früher, erhält der Verletzte bei der Fortdauer von Unfallfolgen die *Dauerrente.* Gegen den von der Berufsgenossenschaft über die vorläufige Rente er-

teilten Bescheid kann der Verletzte in einmonatiger Frist Rekurs beim *Oberversicherungsamt* einlegen, das über die *Höhe der vorläufigen Rente* endgültig entscheidet. Gegen die *anderweitigen* Entscheidungen des Oberversicherungsamtes ist mit einmonatiger Frist Rekurs beim *Reichsversicherungsamt* zulässig.

Eine *Änderung der vorläufigen Rente* kann von seiten der Berufsgenossenschaft *jederzeit* erfolgen, wenn eine Erhöhung der Erwerbsfähigkeit *von mindestens* 10% durch objektive Besserung oder Gewöhnung eingetreten ist, die durch den Arzt im einzelnen festgestellt und dargelegt werden muß.

3. *Die Dauerrente.* Spätestens nach 2 Jahren, wenn es angängig ist, auch früher, wird von der Berufsgenossenschaft die *Dauerrente* festgesetzt. Sie ist für das gesamte weitere rechtliche Verhältnis zwischen Berufsgenossenschaft und Unfallverletzten von größter Bedeutung. Die Art der Festsetzung der Dauerrente fällt insofern aus den sonstigen Rentenfestsetzungen oder -änderungen heraus, als hierbei die Festsetzung des Grades der Erwerbsbeschränkung *ohne Bezug auf die in früheren Gutachten und Bescheiden niedergelegten Urteile und Befunde* erfolgen kann. Die Schätzung der Höhe der Erwerbsbeschränkung erfolgt also auf vollkommen *neuer freier Grundlage*, und es braucht auf die früheren Rentenfestsetzungen, auf etwaige Besserungen oder Verschlimmerungen des körperlichen Zustandes keine Rücksicht genommen zu werden. Abweichende Schätzungen bedürfen keiner Begründung. Es kann also, falls dem Arzt oder den maßgebenden berufsgenossenschaftlichen Instanzen die frühere Rentenfestsetzung zu hoch erscheint, die Dauerrente ohne weiteres niedriger angesetzt werden als die frühere vorläufige Rente, und zwar selbst dann, wenn objektiv eine Verschlimmerung des körperlichen Zustandes eingetreten ist. Und ebenso kann umgekehrt verfahren werden.

Gegen die Festsetzung oder die Versagung der Dauerrente kann der Unfallverletzte jeweilig mit einmonatiger Frist Rekurs *beim Oberversicherungsamt* und weiter beim *Reichsversicherungsamt* einlegen.

Eine *Änderung der Dauerrente* kann nur in *jährlichen* Zwischenräumen vorgenommen werden.

4. *Die Abfindung der Rente.*

Die Abfindung einer Rente darf frühestens zwei Jahre nach dem Unfall erfolgen und ist an die Zustimmung der Berufsgenossenschaft gebunden.

α) Eine *Rente von 10%* kann ohne Zustimmung des Unfallverletzten durch die einmalige Zahlung des dreifachen Jahresbetrages abgefunden werden.

β) Eine *Rente von 15—25%* kann nur mit Zustimmung des Unfallverletzten abgefunden werden. Die Höhe der gezahlten einmaligen Entschädigung richtet sich nach dem Grade der Erwerbsbeschränkung und dem Alter des Verletzten.

γ) Eine *Rente von 30% und darüber* kann nur mit Zustimmung des Unfallverletzten, und zwar nach den obigen Grundsätzen, abgefunden werden, jedoch nur bei Unfallverletzten zwischen dem 21. und 55. Lebensjahre. Hierbei können Renten von 50% und mehr nur zu $^2/_3$ abgefunden werden.

Das Kapital der an die Zustimmung des Verletzten gebundenen Abfindungen soll nachweislich entweder zur Erwerbung oder zur Stärkung landwirtschaftlichen Besitzes des Verletzten verwendet werden.

δ) Durch die Abfindung der Dauerrente erlischt jedoch nicht der Anspruch des Verletzten auf *Krankenbehandlung* und *Berufsfürsorge*. Trotz der Abfindung kommt also die Versicherung von dem Verletzten nicht los. Dieser Zustand der fortdauernden Unsicherheit wird für die Berufsgenossenschaft durch eine weitere Anzahl einseitig fortbestehender Rechte des Abgefundenen noch gesteigert:

ε) *Rückzahlung der Abfindung.* Den mit einem Kapital zur Erwerbung von Grundbesitz abgefundenen Versicherten kann gegen Rückzahlung der Abfindungssumme die ursprüngliche *Rente wieder gewährt werden,* wenn die Versicherten zur Erlangung einer anderen Erwerbsmöglichkeit das Grundstück veräußern, oder wenn andere wichtige Gründe vorliegen.

ζ) *Verschlimmerung nach Abfindung.* Nach stattgehabter Abfindung können die Verletzten jederzeit eine *neue Rentenfestsetzung* beantragen, wenn eine Minderung ihrer Erwerbsfähigkeit von mindestens 15% durch die Unfallfolgen eintritt. Sie erhalten dann den Zuwachs als neue Dauerrente.

Die Nachteile des Abfindungsverfahrens. Den Berufsgenossenschaften stehen ähnliche Rechte nicht zu. Sie sind in dem Abfindungsverfahren also *einseitig benachteiligt.* Während dem Verletzten alle Rechte lebenslänglich vorbehalten bleiben, stehen den Berufsgenossenschaften keine Rechte zu, sie haben nur Pflichten. Namentlich die Möglichkeit, nach stattgehabter Abfindung neue Ansprüche wegen angeblicher Verschlimmerung zu machen, gibt dem Verletzten eine gefährliche Waffe in die Hand, mit der er, ohne Gefahr zu laufen, immer wieder um einen Zuwachs der Rente kämpfen kann. Diese Bestimmung läßt die Berufsgenossenschaften nicht zur Ruhe kommen und entlastet nicht ihren Verwaltungsapparat. Die Erfahrung lehrt, daß die Zahl der unbegründeten Verschlimmerungsanträge mit dem Barometer der wirtschaftlichen Schwierigkeiten steigt und fällt. Der Sinn einer Abfindung, der vor allem darin besteht, daß ein Rechtsverhältnis für beide Teile endgültig zur Ruhe kommt, wird durch diese Bestimmungen zerstört.

5. *Die Hauspflege oder das Pflegegeld.* Das Pflegegeld beträgt monatlich zwischen 25 und 72 M. und entspricht in seiner Höhe den tatsächlichen Auslagen, die der Verletzte zur Entlohnung einer Hilfsperson hat. Hauspflege wird gewährt, sobald der Verletzte, wenn auch nicht dauernd, jedoch in regelmäßiger Wiederkehr, für zahlreiche *Verrichtungen des täglichen Lebens fremder Hilfe* bedarf.

6. *Die Höhe der Rentenfestsetzung.* Die Höhe der Rente wird entsprechend dem Grade der Erwerbsbeeinträchtigung festgesetzt. Besteht infolge eines Unfalls *völlige Erwerbsunfähigkeit,* so wird die *Vollrente* gewährt. Sie beträgt zwei Drittel des Jahresverdienstes. Bei *teilweiser Erwerbsbeeinträchtigung* wird eine *Teilrente* der so errechneten Vollrente gewährt, die dem in Prozenten ausgedrückten Grade der Minderung der Erwerbsfähigkeit entspricht.

Erwerbsfähigkeit ist die Fähigkeit des Verletzten, sich einen Erwerb zu verschaffen unter Benutzung der Arbeitsgelegenheiten, die sich ihm nach seinen gesamten Kenntnissen und nach seinen körperlichen und geistigen Fähigkeiten auf dem ganzen wirtschaftlichen Arbeitsmarkt bieten. Theoretisch ist also der Grad der Erwerbsminderung selbst bei der gleichen Verletzung für jeden Verletzten entsprechend seinen Fähigkeiten verschieden und *individuell zu ermitteln.* In der Praxis haben sich jedoch bei den einzelnen immer wiederkehrenden Verletzungen gewisse *Richtlinien* herausgebildet, die in den Lehrbüchern der Unfallbegutachtung in Form von Tabellen wiedergegeben sind. Einige Werte seien hier als *Anhaltspunkte* herausgegriffen:

Kopf und Rumpf:

Entstellende Sattelnase	10%
Vollständiger Verlust der Nase	25—30%
Verlust aller Zähne (Ersatz)	25%
Abstoßend wirkende Entstellung des Gesichts	20—25%
Luftröhrenschnitt, Atmung durch Kanüle	50%

Leichte Rückenbeschwerden bei schwerer Arbeit 10%
Stärkere Rückenbeschwerden, die anhaltendes Bücken sowie
schweres Heben und Tragen unmöglich machen 40%
Bruch je nach Größe . . . . 10—25%
Verlust eines Hodens 0%
Verlust beider Hoden oder des männlichen Gliedes . . . . 10—33⅓%
Verlust einer Niere nach Anpassung. 15%
Widernatürl. After, Urin- oder Darmfistel, Inkontinenz . . 33⅓%

Arme:

Verlust des Nagelgliedes 0%
Verlust beider Daumenglieder 20%
Verlust des Daumens und Mittelhandknochens rechts 25—30, links 20%
Verlust eines einzelnen Fingers (außer Daumen) . 0%
Verlust des Daumens und Zeigefingers . . . rechts 35, links 30%
Verlust zweier Finger außer Daumen . . . . . . 20—30%
Verlust dreier Finger außer Daumen. . . . . . . 30—45%
Verlust sämtl. Finger oder der ganzen Hand rechts 60, links 50%
Verlust der Hand und ⅔ des Vorderarms rechts 66⅔, links 60%
Verlust des Armes im Ellbogengelenk . . . rechts 70, links 65%
Verlust des ganzen Armes . . . . rechts 75, links 70%
Vollkommen steifes Schultergelenk. . . . . rechts 40—50, l. 30—40%
Ellbogengelenk, in Streckstellung steif . . . rechts 50, links 40%
Ellbogengelenk im rechten Winkel steif (beste
Stellung) . . . . rechts 30, links 20%
Handgelenk in gerader Stellung vollkommen ver-
steift (beste Stellung) . . . . rechts 30, links 20%
Handgelenk in ⅓ Beugung oder halber Über-
streckung vollkommen versteift . . . . . rechts 40, links 30%

Beine:

Verlust einer großen Zehe 0%
Verlust sämtlicher Zehen 15%
Verlust sämtlicher Zehen und der ganzen Mittelfußknochen
(Chopart) 35%
Verlust des Fußes nach PIROGOFF 35%
Verlust des Fußes handbreit oberhalb des Knöchels 50%
Verlust des Beines handbreit oberhalb des Knies 66⅔%
Verlust des ganzen Beines 75%
Versteifung der Hüfte in günstiger Stellung. 30%
Versteifung der Hüfte in ungünstiger Stellung 50%
Knie im Winkel 175° (beste Stellung) steif 33⅓%
Knie im Winkel 150° steif. 50%

Knie zwischen 120 und 170° zu bewegen, Beinschwäche . . 25%
Kniescheibenbruch, nicht knöchern verheilt . . . . 20—30%
Arthritis deformans im Knie, mäßige Beschwerden, Reiben im
    Gelenk, leichte Beinschwäche 25%
Nicht knöchern verheilter Unterschenkelbruch (Stützapparat nötig) 50%
Völlige Versteifung des Fußgelenkes im rechten Winkel (beste
    Stellung) 20%
Völlige Versteifung des Fußgelenkes in starker Spitzfußstellung . 50%
Schwerer Klumpfuß, Fuß steif 40%
Leichter Hohlfuß, Fußgelenk halb steif 20%
Lähmung des Ischiadicus 50%
Peroneuslähmung 20%

3. **Das Reichsversorgungswesen (Militärversicherung).**

Die Bestimmungen über die Behandlung von *Militärschäden* schließen sich weitgehend an die Bestimmungen der Unfallversicherung an. Es werden hier nur die hauptsächlichen Unterschiede hervorgehoben.

Den Berufsgenossenschaften entsprechen etwa die *Versorgungsämter*, den Oberversicherungsämtern die *Versorgungsgerichte* und dem Reichsversicherungsamt das *Reichsversorgungsamt*.

Die Dienstbeschädigung. Eine *Dienstbeschädigung* ist eine gesundheitsschädigende Einwirkung, die durch militärische *Dienstverrichtungen* oder durch einen während der Ausübung des Militärdienstes erlittenen *Unfall* oder durch die dem Militärdienst eigentümlichen *Verhältnisse* herbeigeführt wird. Es sind also gleichzeitig sowohl Unfälle als auch Berufskrankheiten eingeschlossen.

Die Militärrenten. Renten werden erst bei einer Erwerbsminderung von *wenigstens* 25% oder dann gewährt, wenn die *körperliche Unversehrtheit* schwer beeinträchtigt ist, z. B. bei Hodenverlust, Ohrverlust, Nasenverlust.

Die Kapitalabfindung. Bei der *Kapitalabfindung* können bis zu zwei Drittel der dauernd zu zahlenden Gebührnisse zum Erwerb oder zur wirtschaftlichen Stärkung eigenen

Grundbesitzes abgefunden werden, mindestens ein Drittel verbleibt als Dauerrente. Die Abfindung ist in das Ermessen der Versicherungsämter gestellt und an die Zustimmung der Versorgungsberechtigten gebunden, und darf nur Versorgungsberechtigten zwischen dem 21. und 55. Jahre gewährt werden. Hinsichtlich der Rückzahlung und der Verschlimmerung nach der Abfindung gelten ähnliche Bestimmungen wie bei der Unfallversicherung.

4. und 5. Die Invalidenversicherung und die Angestelltenversicherung.

Die Rentenansprüche. Invalidenrente erhält derjenige Versorgungsberechtigte, a) der *65 Jahre alt* ist, b) der *dauernd invalide* ist, c) der *vorübergehend* invalide ist, wenn er 26 Wochen (½ Jahr) ununterbrochen invalide war, oder wenn er kein Krankengeld bezieht.

Der Begriff der Invalidität. Invalide im Sinne des Invalidenversicherungsgesetzes ist, wer nicht mehr imstande ist, durch eine Tätigkeit, die seinen Kräften und Fähigkeiten entspricht und ihm unter billiger Berücksichtigung seiner Ausbildung und seines bisherigen Berufes zugemutet werden kann, *ein Drittel dessen zu verdienen,* was körperlich und geistig gesunde Personen derselben Art mit ähnlicher Ausbildung in derselben Gegend durch Arbeit zu verdienen pflegen. *Berufsunfähigkeit* im Sinne des Angestelltenversicherungsgesetzes ist dagegen bereits vorhanden, wenn der Versorgungsberechtigte nicht mehr imstande ist, die *Hälfte zu verdienen.*

Es gibt bei beiden Versicherungen entweder alles oder nichts. Beträgt die Arbeitsfähigkeit 45%, so erhält der *Invalide* nichts, der *Berufsunfähige* alles. Die Invalidität und die Berufsunfähigkeit bestimmen sich nicht nach dem *tatsächlichen* Verdienst. Ist ein Kranker *objektiv* invalide, verdient er aber, z. B. infolge Gutmütigkeit eines Arbeitgebers, den vollen

Lohn, so bekommt er doch volle Invalidenrente. Ist ein invalidenversicherter Kranker nur 60% erwerbsunfähig, verdient er aber nichts, so erhält er keine Rente.

Das Rentenverfahren. Über den Antrag auf Invalidenrente entscheidet die *Versicherungsanstalt.* Wird die Rente abgelehnt, so wird ein neuer Rentenantrag erst nach einem Jahre verfolgt. Gegen den Bescheid der Versicherungsanstalt ist mit einmonatiger Frist Rekurs beim *Oberversicherungsamt* zulässig. Die Entscheidungen des Oberversicherungsamtes über die Höhe und über den Beginn der Rente sind endgültig. Dagegen kann über den sonstigen Bescheid, im besonderen, ob eine Rente zu gewähren ist oder nicht, mit einmonatiger Frist Entscheidung entweder bei der *vollbesetzten Kammer* des Oberversicherungsamtes verlangt oder Rekurs beim *Reichsversicherungsamt* eingelegt werden.

Das Heilverfahren. Die Landesversicherungsanstalt ist berechtigt — nicht verpflichtet! — für den Fall, daß eine Invalidität oder eine Berufsunfähigkeit besteht oder droht oder der Tod mit Witwenrentenzahlung droht, ein *Heilverfahren durchzuführen.* Solange die Invalidität erst droht und noch nicht eingetreten ist, ist Anstaltsbehandlung zur Durchführung dieses Heilverfahrens nur mit Zustimmung des Versicherten zulässig.

In Württemberg ist auch die *Tuberkulosefürsorge* Aufgabe der Landesversicherungsanstalt.

Die Invalidenrente, die Angestelltenrente und das Ruhegeld werden *neben* etwaigen Unfallrenten oder Militärrenten gezahlt, so daß der Kranke gleichzeitig zwei Renten erhalten kann.

6. Die private Unfallversicherung.

Die private Unfallversicherung gründet sich auf einen *Privatvertrag,* dessen Inhalt sich nach dem *Versicherungsvertrags-*

gesetz regelt, sofern nicht im Einzelfalle besondere Bedingungen vereinbart sind.

Der Begriff des Unfalles. Ein *Unfall* liegt vor, wenn der Versicherte durch ein plötzliches, von außen auf seinen Körper wirkendes Ereignis unfreiwillig eine Gesundheitsschädigung erleidet.

Der Begriff des Unfalles ist also insofern *weiter* gefaßt als bei der öffentlichen Unfallversicherung, als bei der öffentlichen Unfallversicherung nur die mit der Eigenart der betrieblichen Arbeit zusammenhängenden Ereignisse als Unfall gelten, während bei der privaten Unfallversicherung *jedes* auf den Körper einwirkende Ereignis als Unfall angesehen wird. Dabei gelten als Unfälle ausdrücklich auch alle durch plötzliche Kraftanstrengung hervorgerufenen Verrenkungen, Zerrungen, Zerreißungen und alle Wundinfektionen, bei denen die Keime nachweislich durch eine äußere Verletzung eingedrungen sind. Der Versicherte hat also nur den Nachweis der äußeren Verletzung zu erbringen.

Die Ausschlußfälle. Demgegenüber wird der Begriff des Unfalls in der privaten Unfallversicherung durch eine große Anzahl namentlich angeführter *Ausschlußfälle* gegenüber der öffentlichen Unfallversicherung ganz erheblich *eingeengt*. Es gelten *nicht* als Unfall: Vergiftungen, Infektionskrankheiten, Gewerbekrankheiten, Erkrankungen infolge psychischer Einwirkungen, durch Witterungseinflüsse, Röntgen-, Radium-, Tiefen-, Höhensonnen- und ähnliche Strahlen. Es sind ferner ausgeschlossen Beschädigungen des Versicherten bei Heilmaßnahmen und bei Eingriffen, die der Versicherte an seinem Körper vornimmt oder vornehmen läßt, wobei das Schneiden von Nägeln, Hühneraugen und Hornhaut nicht als ein derartiger Eingriff gilt. Es sind ausgeschlossen Unfälle infolge von Schlag-, Krampf-, Ohnmachts- und Schwindelanfällen, von Geistes- oder Bewußtseinsstörungen, Unfälle soweit sie durch Bauch- oder Unterleibsbrüche irgendwelcher Art, Wasserbrüche, Unterschenkelgeschwüre, Krampfadern, Darmverschlingungen, Darmverschließungen, Entzündungen des Blinddarms oder seiner Anhänge herbeigeführt oder verschlimmert worden sind. Ferner sind ausgeschlossen alle diejenigen Unfälle, die der Versicherte erleidet, nachdem er von Geisteskrankheit, völliger Blindheit oder völliger Taubheit, von einer Lähmung durch Schlaganfall, Epilepsie oder schweren Nervenleiden befallen oder durch Unfall oder Krankheit mehr als 60% dauernd arbeitsunfähig geworden ist. Ein Beispiel: Ein Kranker erleidet einen *Schlaganfall,* fällt von einer Leiter und *bricht sich hierbei das Bein.* Weder die Folgen des Schlaganfalles noch die des Beinbruches sind entschädigungspflichtig. Als er wieder ausgeht, wird er von einem Auto überfahren. Auch dieses Ereignis ist nicht entschädigungspflichtig. Denn alle diese Ereignisse sind *nach* einer Lähmung durch Schlaganfall eingetreten.

Die Entschädigung. Die *Entschädigung eines Unfalles* wird in folgender Weise geregelt:

1. Wenn *keine Beeinträchtigung der Arbeitsfähigkeit* eintritt, so trägt die Versicherung die Kosten der ärztlichen Behandlung bis zur Höhe des ausbedungenen vollen Tagegeldes.

2. Wenn eine *vorübergehende Beeinträchtigung* der Arbeitsfähigkeit eintritt, so wird ein Tagegeld gewährt, dessen Höhe dem Grade der Beeinträchtigung der *Berufstätigkeit* des Versicherten entspricht. Es erhält also beispielsweise bei *vorübergehender* Gebrauchsunfähigkeit des linken Mittelfingers ein Geigenvirtuose das volle Tagegeld, da er vollständig berufsunfähig ist. Dagegen erhält ein Rechtsanwalt in dem gleichen Falle überhaupt kein Tagegeld, weil er in der Ausübung seines Berufes nicht behindert wird.

Die Zahlung des Tagegeldes ist abhängig von der *Fortdauer der ärztlichen Behandlung.* Wenn nach Abschluß der ärztlichen Behandlung eine vorübergehende Beeinträchtigung der Arbeitsfähigkeit noch weiter von dem Versicherten behauptet wird, so ist die Zahlung des Tagegeldes abhängig von einer alle 2 Wochen beigebrachten *ärztlichen Bescheinigung* der Arbeitsbeeinträchtigung. Die Kosten für die ärztliche Behandlung und für die Atteste trägt der Versicherte.

Die Zahlung eines Tagegeldes bei *vorübergehender* Beeinträchtigung der Arbeitsfähigkeit erfolgt nur ein Jahr lang vom Tage des Unfalls gerechnet. Besteht nach diesem Zeitraum weiterhin eine *vorübergehende* — aber keine dauernde — Beeinträchtigung der Arbeitsfähigkeit, so werden ein Tagegeld oder eine sonstige Entschädigung nicht mehr gewährt.

3. Tritt im *Verlaufe eines Jahres* vom Unfalltage ab gerechnet *dauernde Behinderung* der Arbeitsunfähigkeit ein, so wird der Unfallschaden entsprechend den Versicherungsbedingungen entweder durch eine *einmalige Abfindung* oder durch eine *Dauerrente* abgegolten. Stellt sich aber die *dauernde Behinderung* der Arbeitsfähigkeit erst später als nach einem Jahre heraus, so erhält der Versicherte nichts. Ein Kranker zieht sich beim Überfahrenwerden eine offene Wunde am Unterschenkel mit nachfolgender Osteomyelitis der Tibia zu. Nach einem halben Jahre sind die Unfallfolgen anscheinend behoben. Zwei Jahre nach dem Unfall flackert die Osteomyelitis von selbst wieder auf, und schließlich muß das Bein abgenommen werden. Der Kranke erhält nur in dem ersten halben Jahre nach dem Unfall Tagegeld. Der Verlust des Beines wird nicht entschädigt, da die *dauernde* Behinderung der Arbeitsfähigkeit nicht im Verlaufe des 1. Jahres, sondern erst später eingetreten ist.

Die *Höhe der Entschädigung bei dauernder* Behinderung der Arbeitsfähigkeit richtet sich nach einer bestimmten, in den Versicherungsbedingungen enthaltenen *Wertungstabelle*, die der Arzt unbedingt kennen muß und an die er sich genauestens zu halten hat. Diese Wertungstabelle ist, falls nicht besondere andere Abmachungen vorliegen, bei den Verletzungen der Glieder folgende:

Entschädigungstabelle. Bei vollständigem Verlust oder vollständiger Gebrauchsunfähigkeit:

eines Armes oder einer Hand	60%
eines Beines oder eines Fußes	50%
eines Daumens	20%
eines Zeigefingers	10%
eines anderen Fingers	5%
einer anderen Zehe	5%
einer anderen Zehe	2%

Bei *teilweisem* Verlust oder bei *teilweiser* Gebrauchsunfähigkeit der aufgezählten Körperteile werden diese Sätze entsprechend herabgesetzt. Bei Verlust oder Gebrauchsfähigkeit *mehrerer* der aufgezählten Körperteile werden die Prozentsätze bis zur Höchstsumme von 100% zusammengezählt.

Wird also beispielsweise in den vorher erwähnten Fällen bei dem Geiger und bei dem Rechtsanwalt der linke Zeigefinger abgenommen, so daß eine *dauernde* Beeinträchtigung der Arbeitsfähigkeit entsteht, so wird bei beiden die Beeinträchtigung der Arbeitsfähigkeit mit 10 angesetzt, obwohl der Geiger tatsächlich vollständig erwerbsunfähig ist, während der Rechtsanwalt keine Erwerbsbeschränkung erfährt. Es spielt also bei der Bewertung der *vorübergehenden* Beeinträchtigung der Erwerbsfähigkeit der *Beruf* des Verletzten die ausschlaggebende Rolle, während bei der Bewertung der *dauernden* Beeinträchtigung der Erwerbsfähigkeit der Beruf unberücksichtigt bleibt, und die Bewertung ausschließlich nach der kontraktlich ausbedungenen *Wertungstabelle* erfolgt.

Die Kapitalabfindung. Der errechnete Grad des Entschädigungsanspruchs wird zumeist durch eine *einmalige Kapital*-

zahlung abgefunden, deren Höhe sich nach der ausbedungenen Versicherungssumme, dem Alter und nach dem Grad der Invalidität richtet. Die Abfindung durch Kapitalauszahlung ist, sobald sie einmal Rechtskraft erlangt hat, *endgültig* und kann von keiner der beiden Seiten, weder bei Besserung noch bei Verschlimmerung der Unfallfolgen angefochten oder geändert werden. Es ist das ein wesentlicher Unterschied gegenüber der öffentlichen Unfallversicherung, wo trotz der Kapitalabfindung bei eintretenden Verschlimmerungen neue Zusatzrenten gewährt werden müssen und das Rechtsverhältnis niemals zur Ruhe kommt.

Die Rentenabfindung. Wird die Invalidität durch eine *Rente* abgefunden, so haben beide Teile fünf Jahre lang das Recht der *Rentenänderung* entsprechend einer etwa eintretenden Minderung oder Verschlimmerung der Unfallsfolgen, und zwar kann eine Rentenänderung während der ersten zwei Jahre alle halbe Jahre, während der letzten drei Jahre alle Jahre erfolgen. Der Rentenempfänger ist verpflichtet, sich in diesen Zeiträumen von dem Vertrauensarzt der Gesellschaft untersuchen zu lassen. Nach Ablauf von fünf Jahren, vom Tage des Unfalles an gerechnet, darf eine Rentenänderung *nicht mehr erfolgen.*

4. *Todesfall.* Wenn *innerhalb eines Jahres*, vom Unfalltage an gerechnet, der *Tod* eintritt, so wird die Entschädigung in ganzer Höhe der Todesfallsumme geleistet, wobei die bisherigen Rentenzahlungen in Abzug gebracht werden. Tritt der Tod später als nach einem Jahre ein, so erhalten die Angehörigen eine Todesfallsumme nicht ausbezahlt.

Die Bewertung anderer Erkrankungen. Sämtliche Ersatzleistungen werden in demjenigen Verhältnis gekürzt, in dem zur Herbeiführung des Unfallschadens neben dem Unfall *Krankheiten oder Gebrechen mitgewirkt haben*, sofern diese Mitwirkung mindestens 25% beträgt. Hierin liegt ein bemerkenswerter Unterschied gegenüber der öffentlichen Unfallversicherung, bei der die Folgen eines Unfalls stets voll entschädigt werden, sofern der Unfall zur Herbeiführung des Krankheitszustandes überhaupt *wesentlich* mitgewirkt hat. Erhält beispielsweise ein privatversicherter Kranker, der an einer klinisch geheilten Tuberkulose eines Kniegelenks leidet, einen Stoß gegen das Kniegelenk und entwickelt sich hierauf eine floride Kniegelenkstuberkulose, die zu einer Amputation des Beines führt, so ist die vertraglich ausbedungene Invaliditätsentschädigung von 50% in einem erheblichen Grade zu kürzen, da anzunehmen ist, daß der Stoß bei einem *gesunden* Kniegelenk kaum Folgen gehabt hätte, und daß das Vorhandensein der Tuberkulose zur Entstehung des die Arbeitsfähigkeit dauernd beeinträchtigenden Leidens der Tuberkulose und des Beinverlustes über 25% beigetragen hat. Bei der öffentlichen Versicherung dagegen würden die erwerbsbeschränkenden Folgen in ganzer Höhe von der Versicherung getragen werden, da der Unfall bei der mit Absetzung des Beines endenden Erkrankung wesentlich mitgewirkt hat.

Die Beeinträchtigung der Erwerbsfähigkeit vor dem Unfall. War der Versicherte schon *vor dem Eintritt des Unfalles* in seiner Erwerbsfähigkeit dauernd beeinträchtigt, so wird von der durch den Unfall entstandenen Gesamtinvalidität der vorher bereits vorhanden gewesene Invaliditätsgrad abgezogen — wieder im Gegensatz zur öffentlichen Unfallversicherung. Besteht eine derartige Schädigung eines Körperteiles bereits *beim Eingehen der Versicherung*, so wird den Versicherungsbedingungen in der Regel eine Klausel zugefügt, aus der ersichtlich ist, daß die etwa eintretende Minderung der Erwerbsfähigkeit durch den Verlust des erkrankten Gliedes nicht in der üblichen Höhe, sondern in einer bestimmten geringeren Höhe bewertet wird. Hat z. B. ein Versicherter bereits vor dem Unfall eine Knieversteifung, die seine Arbeitsfähigkeit um 25% herabsetzt, und geht er infolge eines Unfalles dieses Beines verlustig, so wird die hierdurch herbeigeführte Beeinträchtigung seiner Arbeitsfähigkeit nicht auf 50%, wie das Invaliditätsschema bei gesundem Bein bestimmt, sondern auf 50% minus 25% = 25% bewertet.

Der Ausschluß der traumatischen Neurose. Für *psychische und nervöse Störungen*, durch welche im Anschluß an einen Unfall die Arbeitsfähigkeit beeinträchtigt wird, wird eine Entschädigung nur gewährt, wenn und soweit diese Störungen auf eine durch den Unfall verursachte *organische* Erkrankung des Nervensystems oder auf eine im Anschluß an den Unfall neu entstandene *Epilepsie* zurückzuführen sind. Mit anderen Worten, in der privaten Unfallversicherung gibt es keine *traumatische Neurose*, sondern nur Entschädigung für ein auf einer *organischen* Basis beruhendes Nervenleiden.

Die Operationspflicht. Einer *Operation* braucht sich der Versicherte im allgemeinen nicht zu unterziehen. Das Reichsgericht hat eine Operationspflicht nur unter *vier Voraussetzungen* bejaht: Die Operation muß nach dem Gutachten von Sachverständigen gefahrlos sein in dem Sinne, wie überhaupt nach dem jeweiligen Stande der ärztlichen Wissenschaft von einer *Gefahrlosigkeit* gesprochen werden kann. Eine Operation, bei der eine Narkose notwendig ist, ist in diesem Sinne niemals gefahrlos. Die Operation darf nicht mit nennenswerten *Schmerzen* verknüpft sein. Die Operation muß eine beträchtliche *Besserung* der Leistungsfähigkeit des Verletzten nach dem Gutachten von Sachverständigen mit Sicherheit erwarten lassen. Die Versicherungsgesellschaft muß die *Kosten* der Operation vollständig tragen.

Das Streitverfahren. Der Versicherte kann alle Entscheidungen der Versicherung innerhalb von zwei Monaten anfechten. Bei *Meinungsverschiedenheiten* über Art und Umfang der Unfallfolgen und darüber, ob und in welchem Umfang der eingetretene Schaden auf den Versicherungsfall zurückzuführen ist, entscheidet ausschließlich und endgültig eine *Ärztekommission*, deren Zusammentritt der Verletzte innerhalb eines Monats nach Erhebung des Widerspruches beantragen kann. Wenn die Entscheidung der Ärztekommission für den Versicherten günstiger als das Angebot der Gesellschaft ausfällt, trägt die Gesellschaft die Kosten; andernfalls muß der Versicherte die Kosten tragen. Er wird es sich also überlegen, ein derartiges Risiko auf sich zu nehmen, während die Verletzten der öffentlichen Unfallversicherung den ganzen Apparat des Rekurses ohne Nachteile und daher unbekümmert in Bewegung setzen können.

Die Ärztekommission. Die *Ärztekommission* besteht aus je einem von beiden Parteien ernannten ärztlichen Mitgliede und aus einem *Obmann*, der ein beamteter Arzt, ein Leiter einer Krankenanstalt oder einer Universitätsklinik sein muß. Wird der Obmann von dem Versicherten abgelehnt, so wird der Obmann von der zuständigen Ärztekammer ernannt.

Das Kommissionsverfahren. Der Obmann kann zur Aufklärung des Sachverhaltes den beiden Parteien Fragen vorlegen, er hat aber nicht das Recht, den Verletzten vorher allein zu untersuchen oder gar in eine Anstalt aufzunehmen. Er ladet den Versicherten und die beiden anderen Mitglieder der Ärztekommission mindestens eine Woche vorher durch eingeschriebenen Brief zu einem Termine, bei dem der Akteninhalt von dem Obmann vorgetragen wird, der Versicherte zu hören und gegebenenfalls von den Mitgliedern der Ärztekommission zu untersuchen ist. Andere Personen haben zu der Verhandlung der Ärztekommission keinen Zutritt, im besonderen auch nicht der Rechtsbeistand des Versicherten.

Die *Entscheidung* der Ärztekommission ist von dem Obmann schriftlich zu begründen und zu beurkunden. Sie ist für beide Teile *bindend*. Also auch wieder eine wesentliche Vereinfachung gegenüber den umständlichen, kostspieligen und zeitraubenden Berufungsverfahren der öffentlichen Versicherungen.

Für *sonstige Streitigkeiten*, die sich nicht über Art und Umfang der Unfallfolgen oder darüber erstrecken, ob und in welchem Umfange der eingetretene Schaden auf den Versicherungsfall zurückzuführen ist, sind die *ordentlichen Gerichte* zuständig.

Die Unfallanzeige, das Heilverfahren. Der Eintritt eines Unfalles ist der Versicherung *sofort anzuzeigen*. In der Sozialversicherung hat der Kranke hierzu mindestens zwei Jahre, wenn Unfallfolgen erst später hervortreten, unbegrenzte Zeit! Die Durchführung der ärztlichen Behandlung, die Beibringung der notwendigen Atteste und die hierdurch entstehenden *Kosten* sind Sache des Verletzten. Der Verletzte ist verpflichtet, spätestens am vierten Tage nach dem Unfall die Behandlung eines *approbierten Arztes* aufzusuchen. Eine ähnliche Verpflichtung hat der öffentlich Versicherte nicht. Der Verletzte muß die Behandlung regelmäßig fortsetzen, alles zur Minderung und Abschwächung der Unfallfolgen tun und allen ärztlichen Anordnungen gewissenhaft Folge leisten. Der Verletzte ist weiterhin verpflichtet, seine Ärzte von der Schweigepflicht gegenüber der Versicherung zu entbinden.

Der Vertrauensarzt. Auch während der Behandlung durch einen privaten Arzt ist der Versicherte verpflichtet, sich jederzeit dem von der Gesellschaft namhaft gemachten *Vertrauensarzt* zur Untersuchung zur Verfügung zu stellen, und dem Vertrauensarzt jederzeit Zutritt und Untersuchung zu gewähren.

Die Krankenhausbehandlung. Die Versicherungsgesellschaft kann die Behandlung des Verletzten in einer *Heil-*

anstalt anordnen, wobei dem Versicherten jedoch „*nichts Unbilliges zugemutet werden darf*". Die Kosten einer derartigen zwangsweisen Unterbringung in einer Krankenanstalt übernimmt die Versicherung.

Der Todesfall. Der eingetretene *Tod* muß der Versicherungsgesellschaft innerhalb von 24 Stunden telegraphisch angezeigt werden. Die Gesellschaft kann die *Leichenöffnung* erzwingen, während eine Berufsgenossenschaft hierzu nicht in der Lage ist, sondern nur berechtigt ist, bei Verweigerung der Sektion den für den Versicherten nach der Sachlage ungünstigsten Schluß zu ziehen. Die Sektion darf nicht von dem bisher behandelnden Arzt vorgenommen werden, sondern sie wird in der Regel einem beamteten Arzt oder einem Pathologen an einer Krankenanstalt übertragen.

7. Die zivilrechtliche Haftung.

Gegenstand der zivilrechtlichen Haftung. Im zivilrechtlichen Verfahren handelt es sich um die Befriedigung von Ansprüchen aus den zahlreichen Verletzungen und Schädigungen, wie sie im täglichen Leben *durch Schuld einer Person* einer anderen zugefügt werden: Ansprüche aus Körperverletzungen infolge von Handgreiflichkeiten, um Haftpflichtansprüche bei fahrlässiger Körperbeschädigung, z. B. durch ärztliche Handlungen, durch Schadhaftigkeit oder ungenügende Beleuchtung von Wegen, Treppen, durch ungenügende Schutzvorrichtungen bei Bauten, Verkehrseinrichtungen, durch unvorsichtig gehandhabte Schußwaffen, durch mangelhafte Beaufsichtigung von Tieren usw. Eine große Rolle spielen heute Rechtsansprüche aus *Autoverletzungen*.

Die Höhe der Entschädigung. Als Entschädigung ist dem Verletzten oder den Erben des Getöteten nach §§ 249, 823, 842—845 BGB. der entstandene *Schaden in ganzer Höhe zu ersetzen*. Die Schadensersatzpflicht erstreckt sich also auf den Ausgleich *aller* Nachteile, die die schädigende Handlung für den Erwerb oder das Fortkommen des Verletzten herbeiführt. Hierzu gehören der Ersatz aller dauernden oder vorübergehenden Minderungen von Einkünften mittelbarer und unmittelbarer Art, die Kosten für ärztliche Behandlung, für Kuren und für den Aufenthalt in Sanatorien und in Kurorten, für Badereisen usw. Diese Bestimmungen sind von ungeheurer wirtschaftlicher Tragweite. Wird z. B. ein Kaufmann, der durch seine Tätigkeit ein jährliches Einkommen von 30000 M. hat, infolge der Schuld eines Dritten vollständig erwerbsunfähig und lebt nach diesem Unfall noch 30 Jahre, so ist der Schuldige abgesehen von den Kosten der Behandlung 30 Jahre lang zur Zahlung einer jährlichen Rente von 30000 M. verpflichtet, was ohne Zinsen den Betrag von 900000 M. ausmacht! Ein Arzt, der durch zu festes Anlegen eines Gipsverbandes eine ischämische Vorderarmkontraktur bei einem jungen Techniker herbeigeführt hatte, wurde verurteilt, dem Geschädigten, der seinen Beruf als Techniker aufgeben mußte, lebenslänglich eine Rente zu zahlen, die der Differenz des tatsächlichen Arbeitsverdienstes und des als Techniker voraussichtlich gehabten Arbeitsverdienstes entspricht! Vor nicht langer Zeit wurde ein Schadenfall mit Zahlung von 400000 M. gerichtlich abgefunden, bei dem durch Weglassen des Filters eine Röntgenverbrennung entstanden war.

Das Schmerzensgeld. Außerdem kann im zivilrechtlichen Verfahren bei Haftung aus unerlaubter Handlung die Erstattung eines angemessenen *Schmerzensgeldes* zugebilligt werden (BGB. § 847).

Verlag von Julius Springer / Berlin und Wien

Allgemeine und spezielle chirurgische Operationslehre.
Von Dr. **Martin Kirschner**, o. Professor, Direktor der Chirurgischen Universitätsklinik Tübingen. Erster Band: Allgemeiner Teil. Mit 709 zum größten Teil farbigen Abbildungen. VIII, 648 Seiten. 1927. RM 114.—; gebunden RM 120.—
Zweiter Band: Spezieller Teil I. **Die Eingriffe am Bauche.** (Bauchschnitt, allgemeine Eingriffe am Magen-Darmkanal, Eingriffe am Magen, Zwölffingerdarm, Dünndarm, Dickdarm, Mastdarm, an der Gallenblase, den Gallengängen, den parenchymatösen Bauchorganen.) Erscheint im Herbst 1931.
Dritter und vierter Band in Vorbereitung.

Zur hundertjährigen Geschichte der Chirurgischen Universitätsklinik zu Königsberg i. Pr.
Von Dr. **Martin Kirschner**, o. Professor, Direktor der Chirurgischen Universitätsklinik Tübingen. Mit 37 Textabbildungen, darunter 3 Bauplänen. IV, 88 Seiten. 1922. RM 2.50

Praktische Unfall- und Invalidenbegutachtung
bei sozialer und privater Versicherung, Militärversorgung und Haftpflichtfällen. Für Ärzte und Studierende. Von Dr. med. **Paul Horn**, Privatdozent für Versicherungsmedizin an der Universität Bonn. (Bildet Band 2 der Sammlung „Fachbücher für Ärzte", herausgegeben von der Schriftleitung der „Klinischen Wochenschrift".) Zweite, umgearbeitete und erweiterte Auflage. X, 280 Seiten. 1922. Gebunden RM 10.—
Die Bezieher der „Klinischen Wochenschrift" erhalten die „Fachbücher" mit einem Nachlaß von 10 %.

Taschenbuch zur Untersuchung und Begutachtung von Unfallkrankheiten.
Bearbeitet von Fachleuten. Herausgegeben von Dr. **W. Cimbal**, Nervenarzt und Oberarzt der Städtischen Heil- und Pflegeanstalten zu Altona, staatsärztlich approbiert. XII, 214 Seiten. 1914. Gebunden RM 4.60

Begutachtung Unfallverletzter.
Von Hofrat Dr. **Adolf Kutschera-Aichbergen**. Zweite, wesentlich erweiterte Auflage. Mit 11 Textabbildungen. IV, 16 Seiten. 1926. RM 1.—

Der Begriff der Erwerbsunfähigkeit in der sozialen Medizin.
Von Dr. **Ernst Ziemke**, Professor der Gerichtlichen und Sozialen Medizin an der Universität Kiel. (Sonderabdruck aus der „Deutschen Zeitschrift für die gesamte gerichtliche Medizin", Band 1.) 24 Seiten. 1928. RM 0.60

Soziale Krankheit und soziale Gesundung.
Von Dr. **Viktor v. Weizsäcker**, o. Professor an der Universität Heidelberg. IV, 52 Seiten. 1930. RM 2.80

Geschehnis und Erlebnis.
Zugleich eine historiologische Deutung des psychischen Traumas und der Rentenneurose. Von Dr. **Erwin Straus**, Privatdozent für Psychiatrie an der Universität Berlin. VI, 129 Seiten. 1930. RM 6.60

Verlag von Julius Springer / Berlin

Über Selbstverletzungen und künstliche Wundunterhaltung zur illegitimen Obtention von Versicherungsleistungen (Fälle der Schweizerischen staatlichen und privaten Unfallversicherungen). Von **W. Schibler.** (Hefte zur Unfallheilkunde, Heft 9.) II, 77 Seiten. 1931. RM 4.80

Beobachtungen und Ergebnisse bei einer fünfjährigen Frakturenbehandlung (Klinische und unfallmedizinische Feststellungen.) Von Dr. **Hans Scheffler**, Assistenzarzt am Krankenhaus Bergmannsheil in Bochum. (Sonderabdruck aus dem „Archiv für orthopädische und Unfall-Chirurgie", Band XXIV.) Zweite Auflage. Mit 18 Abbildungen im Text. 85 Seiten. 1927. RM 3.—
30 Expl. je RM 2.60; 100 Expl. je RM 2.40

Verletzungen des Auges mit Berücksichtigung der Unfallversicherung. Von Professor **A. Wagenmann**, Heidelberg. (Aus „Handbuch der gesamten Augenheilkunde". Dritte Auflage.)
I. Band. Mit 62 Figuren im Text. XII, 889 Seiten. 1915. Vergriffen.
II. Band. Mit 79 Textfiguren und 2 Tafeln. VII, 744 Seiten. 1921.
RM 43.—; gebunden RM 45.—
III. Band. Mit 59 Textfiguren. VII, 586 Seiten. 1924.
RM 36.—; gebunden RM 38.—

Reichsversicherungsordnung mit Anmerkungen. Herausgegeben von Mitgliedern des Reichsversicherungsamts. In 4 Bänden:
Band I: **Gemeinsame Vorschriften, Beziehungen der Versicherungsträger usw., Verfahren.** (Erstes, fünftes und sechstes Buch der RVO.) Unter Berücksichtigung der Verordnung vom 26. Juli 1930 in einem Nachtrag. Zweite, neubearbeitete Auflage. IX, 511 Seiten. 1930. Gebunden RM 19.80
Band II: **Krankenversicherung.** (Zweites Buch der RVO.) Zweite, neubearbeitete Auflage. IX, 365 Seiten. 1929.
Gebunden RM 12.—
Band III: **Unfallversicherung.** (Drittes Buch der RVO.) Zweite, neubearbeitete Auflage. XIII, 735 Seiten. 1930.
Gebunden RM 24.60
Band IV: **Invalidenversicherung.** (Viertes Buch der RVO.) Zweite, neubearbeitete Auflage. VIII, 289 Seiten. 1930.
Gebunden RM 10.80

Leitfaden der deutschen Sozialversicherung. Bearbeitet von Mitgliedern des Reichsversicherungsamts. Neubearbeitung 1930. 63 Seiten. 1930. RM 1.20
50 Expl. je RM 1.10; 100 Expl. je RM 1.05; 300 Expl. je RM 1.—

Die Sozialversicherung. Dargestellt für Ärzte und Sozialhygieniker. Von Dr. **Hermann Dersch,** Senatspräsident im Reichsversicherungsamt. (Sonderausgabe des gleichnamigen Beitrages im „Handbuch der sozialen Hygiene und Gesundheitsfürsorge", Bd. IV.) Mit 4 Abbildungen. 62 Seiten. 1927. RM 2.70

MIX
Papier aus verantwortungsvollen Quellen
Paper from responsible sources
FSC® C105338

If you have any concerns about our products,
you can contact us on
ProductSafety@springernature.com

In case Publisher is established outside the EU,
the EU authorized representative is:
**Springer Nature Customer Service Center GmbH
Europaplatz 3, 69115 Heidelberg, Germany**

Printed by Libri Plureos GmbH
in Hamburg, Germany